Medical Science Series

圖解入門
藥理學

U0080597

三悅文化

序言

據說國人有喜愛服用藥物的習慣，這或許是多數人有「吃藥就會有效」的刻板印象吧！有些人有依賴藥物的傾向，所以縱使療效不大，也會出現過度依賴藥品的心態。相反地，對藥品的副作用有強烈警覺性的那些人，則是除非必要否則對藥物是採取敬而遠之的態度。

為了發揮最大藥效，並將負面影響壓制到最低的程度，對於藥品就不能只知道「具有什麼藥效」，而是還要知道「該如何使用才能發揮效果」，這些就是所謂的「藥理學」的學問。不過，有些藥品的效果仍未完全獲得了解，因而仍有令人百思不得其解之處。

面對如此艱澀難懂的藥理學，本書有要點如下：

●獻給現在開始要學習藥理的人

本書記載醫師、藥劑師、護士、在製藥公司工作的人，以及護理從業人員等醫療相關人員，都必須清楚了解的藥品。才剛開始要學習藥理學的人，請先試著閱讀本書，之後再把這本書隨時帶在身邊，遇到疑問時加以翻閱，這樣的話或許能有恍然大悟的感受唷！

●獻給無論如何都必須學習藥理的人

那些「討厭藥理、不想學藥理，但是又不得不學……」的人，若是想要花最少的時間就能跨越及格邊緣，這本書是他們最大的救星！

●獻給想要瞭解藥理，卻找不到淺顯易懂之讀本的人

對於那些雖然從事醫療工作卻因不太了解藥理而無法向病患進行說明者、以及一看書就馬上會碰到瓶頸而無法進步的人來說，本書是幫助他們突破障礙的秘密武器，也是超乎人們想像的強力後盾！

●獻給想要再次挑戰藥理的人

姑且不論個人的理由為何，本書非常適合那些想要重新學習藥理的人，且內容架構是由淺入深，而不是按照疾病或藥物作用來分類，因此請懷抱著好奇心，再次好好地學習藥理吧！

●獻給並非想成為專家，卻想紮紮實實地學習藥理的人

那些「想要更瞭解自己所服用的藥物」、「想為家人和朋友進行解說」的一般人，只要把本書讀透了，你也能搖身成為「藥學博士」喔！

中原　保裕
中原さとみ

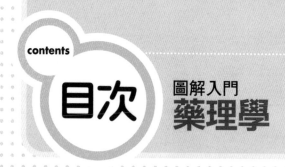

contents

目次　圖解入門
藥理學

Medical Science Series

本書閱讀方式

① 閱讀內文的方式

> 藥物名稱(一般名)會用紅字作區別。

▓ ▓ 非類固醇類消炎藥(NSAIDs) ▓ ▓

　　阿斯匹靈是為了抑制前列腺素的合成而開發出來的非類固醇類消炎藥（NSAIDs）。前列腺素是由花生四烯酸所生成的，其生成過程需要**環氧合酶（COX）**酵素。因此，只要能抑制環氧合酶，就無法合成前列腺素了，而非類固醇類消炎藥便是具有這項作用的藥物。

> 重要辭彙會用粗體字表示，以便突顯重點。

們知道環氧合酶可分成兩種，分別稱為**COX-1**與

各個部位，而COX-2則主要產生於發炎部位，而

② 閱讀圖片的方式

標示原則如下：

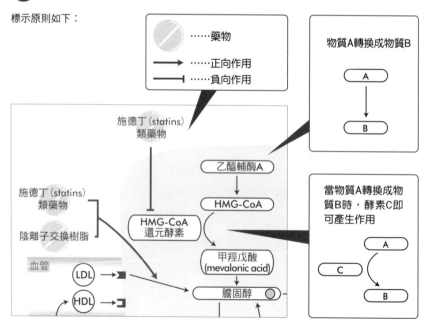

Level

G

Ground

不先了解這個章節的話，之後在讀藥理學時可能會遇到瓶頸喔！

　　通常會說出「藥理學一點也不好玩！」、「非常難懂！」等話語的人，如果問他們為什麼？常常會得到：「早在還沒認識各種藥物前，我在基礎階段就已經被搞昏頭了」這個答案。

　　就算我們知道基礎很重要，但是藥理的基本概念確實讓人很難理解。本人為了讓讀者們能了解Level 1之後的內容，便將各章重點濃縮在這個章節詳加說明，請各位讀者一定要靜下心來閱讀！要是能大致掌握本章內容，相信各位對藥理的理解力應該能提升五倍以上！

G-1 新藥誕生

在激烈的競爭中，唯有不被淘汰的物質，才能稱之為「藥」！

■■ 審查與臨床前試驗 ■■

　　目前大約有18,000種藥品，這數字非常可觀吧！那麼，能稱為「藥」的東西，究竟是如何問市的呢？事實上，圍繞在各位身邊的物質或許將來都有可能成為良藥唷！

　　舉例來說，當發現某種物質時，我們就先假設這種物質有可能成為藥物。如果可以的話，我們必須先確認這種物質是否能夠對生物產生影響力，而這道程序就稱為**審查(Screening)**。當然，是用動物來檢驗，而不是用人類來檢驗的唷！

　　如果通過了審查，就將進入正式的研究。下圖提到五種主要需進行實驗的項目。特別是毒性方面，更是需要進行詳細的檢驗。在這個階段中，大多數物質都無法通過檢驗，這些實驗可稱為**臨床前實驗**，且實驗必須花費3～5年的時間。

用動物來進行的實驗(臨床前實驗)

實驗項目	目　的
一般毒性研究	是否產生有害作用
生化學的研究	藥物在體內是如何擴散的
一般藥理研究	藥物在體內哪個部位產生何種影響
藥效藥理研究	投予多少劑量才會產生作用
特殊毒性研究	是否致癌、對胎兒是否會造成影響

註：本章節所述新藥研發的相關數據與機構，皆為日本的資訊，保留以供讀者參考。

新藥物研發流程

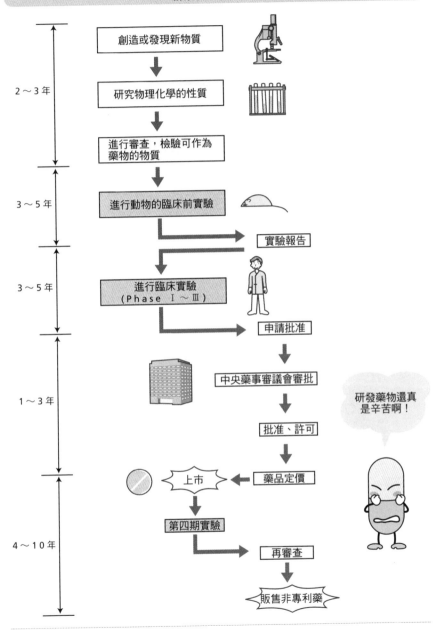

2～3年
創造或發現新物質

研究物理化學的性質

進行審查，檢驗可作為藥物的物質

3～5年
進行動物的臨床前實驗

實驗報告

3～5年
進行臨床實驗
（Phase Ⅰ～Ⅲ）

申請批准

1～3年
中央藥事審議會審批

批准、許可

藥品定價

上市

研發藥物還真是辛苦啊！

4～10年
第四期實驗

再審查

販售非專利藥

▓▓ 臨床實驗 ▓▓

通過臨床前實驗後，緊接著終於要進入人體實驗的階段，以便檢驗其是否有成為藥物的資格。此階段稱之為**臨床實驗**，在這裡所使用的藥物一般會稱為**試驗中新藥**(Investigational New Drug)。在進行該項實驗前，必須向厚生勞動省提出臨床實驗結果報告，並決定該藥物的編號。

在臨床實驗的「第一期實驗」中，會以少數的健康自願者為對象來進行實驗，實驗以測試藥物的安全性為主要目的。如果合格的話，接著會進行「第二期實驗」。在「第二期實驗」中，會以少數患者為實驗對象，並將研究重點放在藥劑劑量與使用方式上。當然，必須事先向患者聲明他們所服用的治療用藥是治療實驗藥，也就是尚未正式上市的藥物，而且必須經過患者同意才得以進行。合格之後，就進入了「第三期實驗」。在「第三期實驗」中，同樣是必須經過多數患者同意才能進行實驗，以評估該物質有無成為新藥的價值，確定此藥物是否比已上市的同類藥品具有更顯著的效果。

這三期的臨床實驗都必須花3～5年的時間。截至目前為止，從一開始的階段算起，藥物能通過測試的機率只有七千分之一。換句話說，每七千種物質當中只有一種物質能成為藥物。

以人體進行的實驗(臨床實驗)

治療實驗	目　的
第 1 期實驗(Phase I)	第一次用在人體並觀察是否會出現問題
第 2 期實驗(Phase II)	該給予多少劑量才對病情有療效
第 3 期實驗(Phase III)	作為新藥物的價值有多高
第 4 期實驗(Phase IV) (PMS※)	投予多少劑量才會產生作用，釐清進行至第三相實驗為止之尚未得知的效果或副作用

※**PMS**　Post Marketing Surveillance 的簡稱。上市後監測調查。

▓ ▓ ▓ 學名藥(Generic Drugs) ▓ ▓

然而，這樣還不算完成最後的審查。臨床實驗結束後，還必須向厚生勞動省提出醫藥品批准的申請，並進行審查，之後才能成為**新藥**推出上市。

新藥品問世後，多數患者會拿來當作治療用藥，所以必須從中搜集有關該新藥的藥效或副作用的資料，這個步驟就稱之為**上市後監測調查**(surveillance)，也就是所謂的「第四期實驗」。若該新藥為全新物質時，通常會將上市後監測調查的時間設定為六年，或是拉長到十年，且會再次調查該新藥的藥效或是副作用。

如果合格的話，其他公司也可以上市相同成分的藥品。現在大都是以**學名藥**※的方式進行宣傳，所謂的學名藥也稱為「非專利藥(generic)」或是「同質藥(me-too drug)」。該藥品的銷售價格通常比已上市的藥品便宜20%～80%，且該價格僅醫療費用的一半，至於為何價格會比較便宜呢？原因就如同前面所敘述的，這是因為開發新藥的時間長達10至15年且需要投入150至700億日元的經費，而學名藥則只要數千萬元日幣的資金即可開發完成。

(Column)　　　**健康食品並非「藥」**

現代社會健康意識日漸提高，與健康相關的商品琳瑯滿目。特別是那些認為自己所接受的治療沒有效果的人，更是多數對健康食品抱持希望而且願意花大錢來購買

經常有人這麼問我：「健康食品能讓病情好轉嗎？」。事實上，食物對健康的影響很大，而且均衡的飲食在疾病治療上也非常重要，但是，健康食品並不是藥物。在法律(藥事法)上能稱之為「藥物」者必須是能通過先前所提到的層層關卡者，否則儘管該物具有什麼樣的療效，也是不能當作「藥物」的唷！

也就是説，健康食品因為並未經歷這套流程，所以並不能稱之為「藥」。

※**學名藥**　即沒有專利保護的藥品。新藥專利權失效後，其他製藥公司便會陸續將該藥品推出上市，因此學名藥也稱為「同質藥」。在開處方的時候，歐美各國習慣使用藥品的有效成分名稱(generic name)，而不是商品名，因此才有「學名藥」這樣的稱呼。

G-2 作用與效果

「藥」，會在生物體內發揮作用並產生效果，提升對抗病魔的能力

■■ 病因療法和對症治療 ■■

「瞭解藥物**作用**與**療效**之間的關係」是了解藥物時最重要的工作。其實，針對「這藥很有效嗎？」的問題，「不試試看怎麼知道呢！」必然是真正誠實的答案。就以退燒藥的例子來說吧！最清楚的說明頂多也只能如此：「退燒藥會阻斷環氧合酶，具有能抑制分泌前列腺素的效果喔！」。換句話說，如果不服用看看，仍然是無法瞭解該藥物是否真得能產生退燒 的「效果」。

藥，既然被承認是藥，就表示該物一定能發揮某種 「作用」，並有改善病情或症狀的效果，換句話說，就是：「藥物可以使人體產生某種變化」。為了發揮這種效果，就必須有一定的劑量。而且，即使藥效不錯，但是用在人體上卻沒有出現反應，或是影響人體某些功能，那麼就無法認定該藥物具有「藥效」。

藥物的作用與其在人體所呈現的效果，可歸納為以下形式：

(A) 沒有發揮作用，因此沒有任何效果

(B) 雖然發揮作用，但是沒有產生效果

(C) 發揮作用，並且產生效果

除此之外，從「疾病是否好轉」這點來看，(C)項提到的藥物「療效」一定要和能治療疾病的**結果**有關。接著，藥物的「療效」與「結果」的關係可以整理成以下類型：

※**退燒藥** 請參考1-7。

(C)-1　藥物的療效只在於能控制某器官或組織的功能，而非治療其病因

(C)-2　藥物的療效在於能讓生物體內維持良好的狀態，發揮人類天生的自癒
　　　能力，改善致病原因，讓疾病獲得治癒

(C)-3　藥物的療效在於能消除病因，發揮能讓身體痊癒的效果

　　舉例來說，在(C)-1方面，有用來治療心肌梗塞的藥物，這是因為受心肌梗塞而壞死的心肌並無法復原，所以便採用強心劑※或ACE抑制劑※來防止心臟機能降低。感冒藥則歸類為(C)-2，其可用來改善咳嗽或發燒等症狀，讓人體透過自癒能力達到快速痊癒的效果。至於(C)-3，則有治療膽結石藥物的例子，此種藥物能溶解膽結石。一般來說，(C)-1、(C)-2稱為**對症治療**，而(C)-3則稱為**病因療法**。

Column　　新藥無法開連續處方嗎？

　　在日本，我們在看完醫生後，醫生一般都會開處方箋。這時，醫生會判斷得開幾天份的藥。但是在新藥方面，處方箋的開立是有一定的限制，那就是不能開立連續好幾天（超過14天以上）的處方。

　　如果沒有特殊問題的話，基本上，新藥在上市一年後就可以開立連續處方箋。設定這樣的期限是基於安全上的考量——「在開新藥處方時，醫生至少必須每兩週觀察一次病患的病情」。

※**強心劑**　請參考2-2
※**ACE抑制劑**　請參考2-2

▓▓ **藥物的作用形式** ▓▓

藥物的作用形式主要可分為以下四種：

❶ 針對細胞的作用

正如大家所知道的，人體是由許多細胞所組成的。在細胞的外側，有個所謂的**細胞膜**。

細胞膜裡有稱之為「膜孔」的小孔，因此容易溶於水的細小分子就可以通過細胞膜(不過，大部分藥物的大小比這個小孔還大)。

此外，細胞膜也具有所謂**載體**的結構，藉由這種「搬運工」的構造，各種化學物質便得以通過細胞膜而進入細胞內部。而且，細胞膜內有稱之為「**受體**」的部分，藉由受體的攔截，藥物也能在組織內產生某些變化。

透過這樣的構造，藥物便能對細胞進行作用，並產生以下兩種變化，而這些變化就是藥物的「作用」。

(A) 當物質通過細胞膜時，細胞膜的通透性產生改變，因此整個細胞的活動調節機能開始變化，並產生某些作用。

(B) 物質進入細胞內的核或粒腺體等，並在其中產生某些效果，進而改變核或粒腺體等的機能，因而產生作用。

用來當降血壓藥使用的鈣離子拮抗劑※是(A)的代表性藥物。而巨環類※抗生素則為(B)的代表性藥物。

❷ 針對酵素的作用

為了調節身體機能，體內會創造許多物質，**激素**便是其中的代表。心臟的機能或營養狀態、腦部運轉、消化道的機能、人的感情、生物體的律動、生殖機能……等各種功能都是由能產生激素的各類物質所控制。這些物質

※**鈣離子拮抗劑**　請參考2-7、2-9
※**巨環類**　　　　請參考2-4、3-2

藥物的作用形式

① 針對細胞的作用

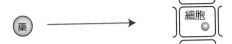

改變細胞機能

② 針對酵素的作用

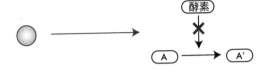

防止物質A轉變成物質A′

③ 針對代謝的作用

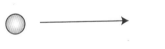

藉由抑制DNA的合成，抑制細胞增殖

④ 物理、科學性的直接作用

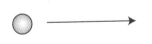

於內臟進行作用，產生物理或化學變化

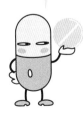

會藉由**酵素**而持續製造或被破壞掉。酵素就是在人體內讓各種反應順利進行的物質，身體內會依酵素所產生的作用而出現各式各樣的變化反應，而這樣的變化所呈現出來的就是身體健康狀況的改變。因此，如果藉由藥物來改變酵素的作用的話，就能發現某些作用的產生。

在這一類的藥物當中，具代表性的有非類固醇類消炎藥[※]以及用來治療高脂血症的施德丁類藥物[※]等等。非類固醇類消炎藥會抑制環氧合酶的作用，而施德丁類的高脂血症治療藥物則能藉由抑制HMG-O還原酵素的作用而發揮功效。

❸ 抗代謝作用

如同先前所述，在維持身體機能方面，有各式各樣的物質參與其中。藉由這些物質的作用，體內會產生各種反應，這就是所謂的「**代謝**」，人體機能的維持就是透過這些代謝反應而完成的。因此，藉由能產生拮抗作用(antagonism)的物質去妨礙代謝反應的產生，就能夠讓藥物的作用發揮出來。

在這類藥物當中，具代表性的有拿來當作抗癌藥的代謝拮抗劑[※]。在癌細胞增殖的過程中，DNA或RNA會陸續產生，而這種藥物便是能抑制在DNA或RNA的產生過程裡所必須的葉酸等相關物質的代謝，藉此達到抑制癌細胞增殖的效果。

❹ 物理與化學作用

藥物為化學物質，故其本身具有物理和化學作用，而這樣的作用能影響身體，使藥物發揮藥效。

制酸劑[※]是這類藥物的代表。制酸劑能提高胃中的pH值，緩和胃酸所引起的不舒服感。便秘藥[※]則能帶給腸道物理性和化學性的刺激，以達到改善腸道蠕動的目的。

※非類固醇類消炎藥　請參考1-3、1-7、2-9、3-4
※施德丁類藥物　　　請參考1-4
※代謝拮抗劑　　　　請參考3-10
※制酸劑　　　　　　請參考2-4
※便秘藥　　　　　　請參考1-2

G-3 受體

雖然「受體」是為了說明藥物的作用機制而虛構的東西，但是這樣的概念在理解藥物時卻非常地重要。

■ ■ ■ 促進劑與對抗劑 ■ ■ ■

研讀藥理學時，一定要了解**受體(Receptor)**。但是，目前已經發現的受體實際上仍然極為稀少，而且幾乎尚未確認清楚。說到受體，受體究竟是什麼呢？我們可以說，「受體」的概念是思考「藥物是怎麼發揮效用的呢？」的這方面問題時所「虛構的東西」。

由於服用藥物確實會對人體產生某些變化(效果)，所以藥物與其所作用的相關組織之間應該是有某種的連結，從這點來看，「受體」就被視為其中的一個連結。

簡單來說，「受體」就是能接收藥物的化學訊號傳遞物質的「東西」，受體也是細胞膜或核內蛋白質的一部分。而與受體相結合的化學物質(藥)就稱為「配體」。配體能藉由與受體結合而使受體活化，讓受體產生生理功能。相反地，有些配體則能減弱受體的生理功能。能夠發揮類似前者那種功效的藥物，我們就稱為**「促效劑」**、**「興奮劑」**、**「致效劑」**等，並統稱其為「促進劑」；能夠發揮類似後者那種功效的藥物，我們則稱之為**「阻斷劑」**、**「拮抗劑」**、**「Blocker」**(音譯自日文 ブロッカー)，並統稱為**「對抗劑」**。

受體一般分為兩類，一類為**細胞膜受體**，另一類為**細胞內受體**。由於配體大多為水溶性，所以要穿越細胞膜(因為細胞膜主要是脂質所組成的)十分困難。因此，便出現了「在細胞膜的表面有種特別能與配體相互結合且又能穿越細胞膜的東西」的假設，這個東西就是「細胞膜受體」。另一方面，由於像類固醇※激素一般的配體是屬於脂溶性，所以容易穿透細胞膜，並與存在於細胞內的受體相結合，這種受體正是所謂的「細胞內受體」。

※**類固醇** 請參考3-4、3-5

▩ ▩ 細胞膜受體 ▩ ▩

　　細胞膜受體主要分為以下三種類型，這樣的區分對於往後藥理作用的學習來說，非常地重要唷！

❶ 離子通道型

近來，藥理學上常會用到「**次單元(Subunit)**」這個字眼，各位有聽過「次單元」嗎？目前的看法是：「離子通道型的受體是由數種蛋白質所構成的，而不是由單一種的蛋白質所組成」。對於用來組成受體的這一個一個的蛋白質，我們就稱之為「次單元」。離子通道型的受體因為是由數個次單元所組成的，所以其中心部位會出現可供**離子**通行的道路(Channel：水路、道路)。

藉由離子通道型受體，當藥物與受體的某部分結合了之後，受體會產生變化，而使封閉的**道路**打開，於是，就產生了Na^+、K^+、Ca^{2+}、Cl^-等離子流，將訊號傳遞至細胞內。換句話說，受體中心會產生讓離子通行的空間，因此而引起去極化※之類的生物反應。

❷ G蛋白連結型

一般認為，G蛋白連接型受體是由一個蛋白質所組成的，而不是像離子通道型的受體那樣有次單位。多數藥物是透過這種受體來呈現效果的。

G蛋白連結型的受體會與被稱為**G蛋白**(GTP-結合蛋白)的蛋白質共同合作而產生作用。**GTP**※在細胞內擔任傳遞訊號的重要工作，G蛋白會與GTP結合。也就是說，當藥物與受體結合時，G蛋白就會與GTP結合，因此藥物的作用就能夠傳進細胞裡面了。當藥物的訊息傳到能發揮功能的蛋白質（**作用體；Effector**）時，這個作用體就能調節用來調整C-AMP※和鈣等細胞功能的各種物質，以產生某些作用。

※**去極化**　　請參考附錄「心肌收縮和離子」
※**GTP**　　Guanosine Tri Phosphate (鳥苷三磷酸)之略稱。核苷酸的一種。
※**C-AMP**　　Cyclic adenosine monophosphate(環腺苷酸單磷酸)的簡稱。可作為細胞內訊息傳遞的第二訊息傳遞者。

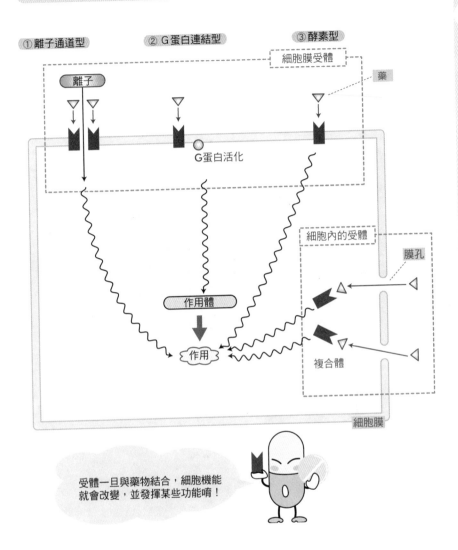

① 離子通道型　　② G蛋白連結型　　③ 酵素型

細胞膜受體

藥

離子

G蛋白活化

細胞內的受體

膜孔

作用體

作用

複合體

細胞膜

受體一旦與藥物結合，細胞機能
就會改變，並發揮某些功能唷！

❸ 酵素型

擁有這類受體的細胞，其細胞內有**酵素**存在。當受體受到藥物刺激時，酵素就會被活化，細胞的機能也就因而受到調節。**胰島素受體**就是其中的代表。胰島素與受體結合，會使細胞內的酪胺酸（其為胺基酸）磷酸化[※]，並使受體的酵素活化。如此一來，胰島素就能發揮「將糖轉換成能量」的作用了。此外，與免疫相關的**細胞激素受體**也是屬於這個類型唷！

細胞膜受體的種類

受體類型		代表性的受體
離子通道型		乙醯膽鹼受體
		麩胺酸受體
		GABA受體
		甘胺酸受體
G 蛋白連結型	G_s	β-腎上腺素受體
		多巴胺D_1受體
		組織胺H_2受體
	G_i	$α_2$-腎上腺素受體
		多巴胺D_2受體
		鴉片受體($μ δ$)
	$G_{q/11}$	$α_1$-腎上腺素受體
酵素型		胰島素受體
		細胞激素受體

▧▧ 細胞內受體 ▧▧

當進入細胞內的藥物與存在於細胞內的受體結合而形成**複合體**，並進入細胞核與DNA進行結合時，藥物便能直接對基因產生作用，並發揮藥效。換句話說，在這個過程中該種藥物是藉由調節細胞機能而發揮藥效的唷！

※**磷酸化**　指與**磷酸**(H_3PO_4)結合。磷酸會不斷製造出用來維持生命的能量。
　　　　磷酸存在於細胞膜或DNA內。

▨ ▨ 代表性的受體 ▨ ▨ ▨

受體雖然是虛構的概念,但經過上述的解說,相信讀者對於受體的了解也已逐漸明朗。下面將簡單敘述一些代表性的受體。

❶ 乙醯膽鹼受體

接收**神經傳導物質**的**乙醯膽鹼**[※]受體有兩種:一種為**尼古丁受體**,另一種為**毒蕈鹼受體**。

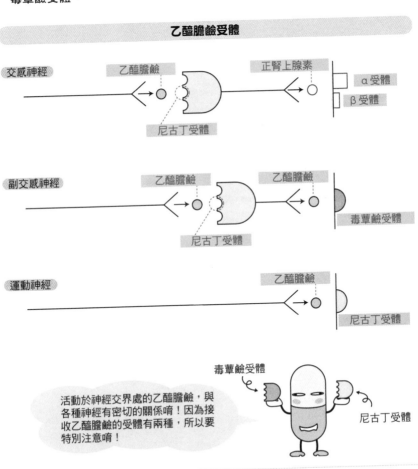

乙醯膽鹼受體

活動於神經交界處的乙醯膽鹼,與各種神經有密切的關係唷!因為接收乙醯膽鹼的受體有兩種,所以要特別注意唷!

[※]**乙醯膽鹼** 能在副交感神經節後纖維末端、自律神經、骨骼肌的神經系統連接處發揮作用的一種神經傳導物質。

乙醯膽鹼一旦與尼古丁受體結合，便主要會對骨骼肌與神經系統產生刺激作用。另一方面，乙醯膽鹼與毒蕈鹼受體結合時，則會對**副交感神經**產生刺激作用。副交感神經一旦興奮，就會出現心跳減緩、內臟平滑肌收縮等現象。此外，乙醯膽鹼會與阿托品[※]產生拮抗作用。尼古丁受體屬於離子通道型；毒蕈鹼受體則屬於G蛋白連結型。

❷ 腎上腺素受體

腎上腺所釋放的**兒茶酚胺**[※]是一種激素，該激素會進入血液當中，能與各種組織及內臟器官的腎上腺素受體結合而產生作用。腎上腺素受體可分為 α 受體與 β 受體兩種，且又可各自細分成 α_1、α_2、β_1、β_2、β_3。
α 受體與消化道外側平滑肌的興奮作用有關，而 β 受體則有抑制心肌外側平滑肌的功能。α_1 受體存在於突觸[※]後，而 α_2 受體則存在於突觸前，兩者所產生的作用相反。然而，最近也出現 α_2 受體位於突觸後的說法。α 受體屬於G蛋白連結型。另一方面，β 受體則與 α 受體不同，β_1、β_2、β_3 並不會產生相反的作用，而且由於位於不同的內臟器官內的緣故，所以可以知道彼此的作用並不相同。β_1 受體位於心肌、腎臟及大腦皮質；β_2 受體則位於肺、肝臟和平滑肌內。由於 β_3 受體是後來才發現的，所以大家幾乎都不知道 β_3 受體位於脂肪細胞。β 受體屬於G蛋白連結型，「透過**C-AMP**才能發揮作用」是其特徵。

❸ 多巴胺受體

多巴胺屬於兒茶酚胺的一種，其在腦內擔任中樞神經傳導物質。多巴胺受體分為 D_1 受體與 D_2 受體，而且又可各自細分成2～3種。D_1 受體能產生促進的作用，而 D_2 則產生抑制的作用。帕金森氏症[※]與 D_2 受體有關。

※**阿托品**　　　主要是茄科植物中所含有的生物鹼
※**兒茶酚胺**　　存在腦、腎上腺髓質或交感神經中的生物胺類(胺化合物)的總稱。
　　　　　　　　生物體內的**多巴胺**、**正腎上腺素**及**腎上腺素**等這三類是目前
　　　　　　　　所知的兒茶酚胺
※**突觸**　　　　請參考G-4
※**帕金森氏症**　請參考3-3

④ 血清素受體

血清素是由身為必須胺基酸之一的色胺酸所製造,其約90%存在於腸胃道中,約10%存在於血小板中,約1～2%存在腦中。目前,血清素受體可以分為四個亞型,這四個亞型各自的相關作用請見下表。憂鬱症[※]或偏頭痛[※]皆與血清素受體有關。

血清素受體的類型

亞型	主要功能
$5HT_1$	血清素症候群、體溫血壓調整、腦動脈收縮
$5HT_2$	平滑肌收縮、血液凝結、幻覺、痛覺、不安、認知
$5HT_3$	嘔吐、攝食、血壓、呼吸、反射、不安、記憶
$5HT_4$	促進消化道運動、頻脈

⑤ 組織胺受體

組織胺受體可分為H_1、H_2、H_3這三種。當出現過敏反應時,在皮膚等器官中常常能發現H_1受體;H_2受體則存在於與胃液分泌有關的器官裡;至於H_3受體,其原本被視為負責調節**組織胺**[※]的游離或結合,近來發現其也和其他受體有關。

組織胺的作用

部位	H_1	H_2	主要作用
血管	○	○	擴張、低血壓
心臟	○	○	頻脈、收縮力增強
支氣管	○		收縮
胃		○	促進胃液分泌
中樞	○	○	覺醒(arousal)、促進自發性運動(Spontaneous movements)、抑制痙攣、抑制食欲
肥大細胞		○	抑制組織胺游離
淋巴球		○	抑制免疫

※**憂鬱症**　請參考3-7
※**偏頭痛**　請參考2-9
※**組織胺**　請參考2-4

G-4 突觸

「突觸」負責將生物體的訊息網絡連接起來，而「神經傳導物質」則負責傳遞突觸內的訊息。

突觸的機制

　　體內的細胞接收著各式各樣的訊息，並藉著化學物質將訊息傳遞出去。而且，訊息在神經纖維上是利用所謂「**脈衝**」的電訊號來進行傳遞。

　　神經系統的神經纖維末端並沒有和受到神經控制的細胞緊密地連結在一起，它們兩者之間大約有50～500 Å※左右的微小間隙，雖然這個空隙就是所謂的「**突觸間隙**」，但是一般還是稱之為「**突觸**」。此外，神經纖維末端的先端部分稱為「**突觸前**」，而負責接收神經纖維的訊息並產生反應的細胞旁的表面部份則稱為「**突觸後**」。

　　脈衝會將訊息傳遞至突觸前，並作用於先端部分的、含有分泌顆粒的**突觸小泡**，將突觸小泡當中的內容物釋放至外部(突觸間隙)，而所分泌出來的化學物質則稱為「**神經傳導物質**」。如此一來，神經傳導物質便在突觸內擴散開來，並傳至突觸後的細胞表面，然後再將流傳至突觸前的訊息再次傳遞至突觸後。

神經傳導物質

　　右下方表格標示有代表性的神經傳導物質。一般來説，這些物質會與突觸後的受體結合。突觸後細胞會用受體接收神經傳導物質，並在細胞內由新的訊息傳遞系統對訊息加以確認。接著，此細胞便呈現反應(應答)，這樣一來，就算是形成了一連串的**生物體網絡系統**了。以藥物來説明的話，就是人在服用了藥物之後，此細胞便會進行反應，所產生的變化就被視為「**藥理作用**」，而生物體或器官因此所產生的變化就是所謂的「**藥理效果**」或「**藥效**」。

※**Å**　1 Å (Angstrom)=10^{-10}m

突觸的機制

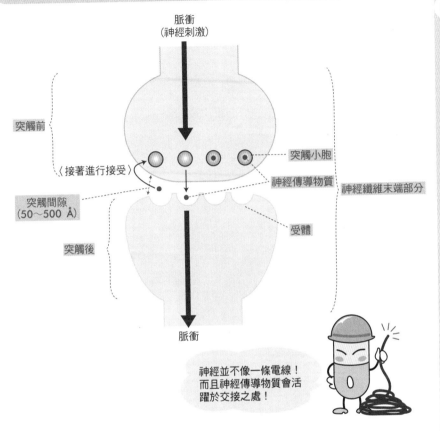

脈衝
（神經刺激）

突觸前

〈接著進行接受〉

突觸小胞

神經傳導物質

神經纖維末端部分

突觸間隙
（50～500 Å）

突觸後

受體

脈衝

神經並不像一條電線！
而且神經傳導物質會活
躍於交接之處！

具代表性的神經傳導物質

神經傳導物質	主要作用
乙醯膽鹼	貯藏於副交感神經、運動神經等
腎上腺素	由腎上腺皮質所分泌，並進入血液，作用於各種器官
正腎上腺素	貯藏於交感神經的腎上腺素前驅物質，作用與腎上腺素類似
血清素	由色胺酸製造，大部分儲存於腸道黏膜的細胞中
多巴胺	由下視丘及腦下垂體所製造。能對中腦的黑質組織產生作用。
GABA	由神經細胞所製造，並貯藏於小腦等細胞當中

G-5 藥物體內動態

「藥物體內動態」就是「藥物從進入體內到排出體外的情況」的數據記錄。該數據因人而異，而且該數據還可以應用到劑量設定和藥物副作用的確認方面喔！

■ ■ ■ 血中藥物濃度與劑量的關係 ■ ■ ■

「該給每位患者多少劑量才好呢？」，這是使用藥物時必須注意的一項問題。當然囉！雖然注意事項說明書等都已經標示一般的服用劑量了，但在藥理學上，這樣的劑量並無法保證能讓每位患者都得到治療的效果。

右表是常用於治療氣喘的茶鹼的數據。這份資料的對象是成人，資料裡記錄了每個人服用的茶鹼劑量與血液中的茶鹼濃度的關係。由此表得知，就算服用的劑量相同，每個人的血液中的該藥物濃度仍然有相當大的差異。此外也發現，在一天服用該藥物600mg的人當中，血液裡該藥物濃度仍然有低於一天只服用300mg的人的情況。由此看來，藥物**服用劑量**與**血中藥物濃度**的關係每個人都不相同，因此，並不是每個人都能服用相同劑量的藥物唷！

Column　　　**香菸對藥物的影響**

香菸對人體的影響是眾所皆知的了！話說回來，香菸也會對藥物產生影響。由於香菸會誘導藥物代謝酵素產生交互作用，因此，抽菸的人的血中藥物濃度會比不抽菸的人還低。

劑量與血中(茶鹼)濃度的關係

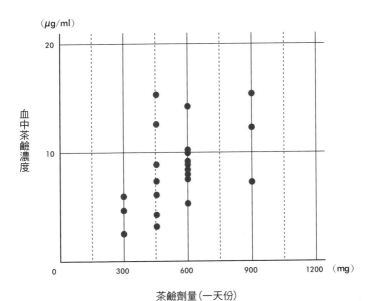

茶鹼劑量(一天份)

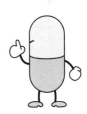

劑量與血中茶鹼濃度的關係幾乎不一樣！

▦ ▦ 藥物體內動態 ▦ ▦

用藥時還有一件很重要的事，那就是，在某種程度上，藥效或副作用都與**血中藥物濃度**有關，這種情況很常見。以下表所記錄的茶鹼情況為例，由圖表可知，最理想的用藥量是「能將血中茶鹼濃度設定在劑量5～20μg※/ml」的情況。

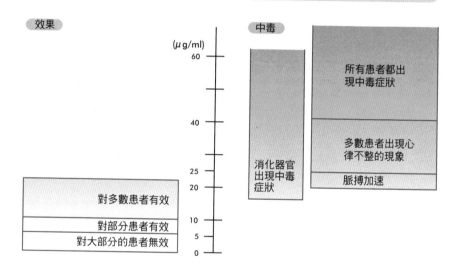

血中茶鹼濃度、效果以及中毒(副作用)情況

效果

中毒

(μg/ml)

所有患者都出現中毒症狀

多數患者出現心律不整的現象

脈搏加速

消化器官出現中毒症狀

對多數患者有效

對部分患者有效

對大部分的患者無效

與劑量相比，血中的藥物濃度與效果或副作用的關係反而更清楚！

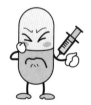

※**μg**　1μg(microglam)＝10⁻⁶ g

根據這種思考模式，就有了決定如何給藥的方法—**TDM**[※]。下表正是以TDM決定茶鹼劑量後的實際結果。一天內的劑量差距為400～1200mg。此外，下頁表格標示了目前用TDM進行監測的常見藥物及其治療範圍的臨床實驗結果。

根據TDM監測而得之劑量所取得的血中藥物濃度

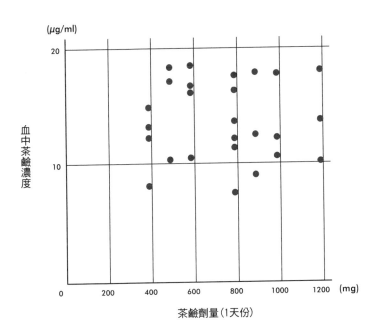

血中茶鹼濃度

茶鹼劑量(1天份)

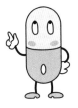

如此一來，就能決定每個人的適合劑量了！

※**TDM** Therapeutic Drug Monitoring (藥物治療監測)之簡稱。

抽血時間與平均治療濃度

藥物名稱(一般名)	平均治療濃度	藥物名稱(一般名)	平均治療濃度	
抗癲癇藥物		抗生素		
癲通(carbamazepine)	4〜8μg/ml	妥布黴素(tobramycin) 硫酸慶大黴素 (gentamicin sulfate)	最高值）　4〜10μg/ml 最低值）　＜2μg/ml	
魯米拿(phenobarbital)	10〜30μg/ml	硫酸阿米卡星 (amikacin sulfate) 硫酸異帕米星 (isepamycin sulfate) 硫酸卡那黴素 (kanamycin sulfate)	最高值）　＜30μg/ml 最低值　＜10μg/ml	
癲能停(phenytoin)	10〜20μg/ml			
邁蘇靈(primidone)	8〜12μg/ml			
帝拔癲(sodium valproate)	50〜100μg/ml			
乙琥胺(ethosuximide)	40〜100μg/ml	硫酸鏈黴素 (streptomycin sulfate)	最高值）　15〜40μg/ml 最低值　＜5μg/ml	
毛地黃製劑				
地高辛(digoxin)	（心臟衰竭） 0.8〜2.8μg/ml （心房顫動） 1.0〜2.3μg/ml	硫酸奈替米星 (netilmicin sulfate)	最高值）　4〜10μg/ml 最低值　＜2μg/ml	
毛地黃毒苷(digitoxin)	13〜25μg/ml	硫酸地貝卡星 (dibekacin sulfate)	最高值）　4〜10μg/ml 最低值　＜2μg/ml	
抗心律不整藥物		抗癌藥物		
鹽酸普魯卡因胺 (procainamide hydrochloride)	2〜8μg/ml	滅殺除癌(methotrexate)	投予開始後的24時） 48時） 72時）	＜10μmol/l ＜1μmol/l ＜0.1μmol/l
N-乙醯普魯卡因胺 (N-Acetylprocaineamide)	6〜20μg/ml			
丙吡胺(disopyramide)	2〜5μg/ml	解熱鎮痛藥物		
鹽酸利度卡因 (lidocaine hydrochloride)	1.2〜5.0μg/ml	乙醯胺酚 (Acetaminophen)	10〜20μg/ml	
支氣管氣喘藥物		阿斯匹靈 〔乙醯柳酸 (Acetylsalicylic acid)〕	150〜300μg/ml （消炎藥）	
茶鹼(theophylline)	10〜20μg/ml			

　　那麼，為什麼這樣子就能得到「劑量因人而異」的結論呢？原因其實就在於這段過程—「藥物在人體內會經過處理和排泄」。根據「藥物進入體內之後所歷經的命運」來思考，我們就會得知所謂的「**藥物體內動態**」。這項數據之所以會對人類造成很大的影響，原因主要有四項，而這四項原因也就是之後將說明的主題—「**吸收、分佈、代謝、排泄**」。

▨▨▨ 吸收 ▨▨▨

如果把藥物直接從靜脈注入體內，人體就能百分之百地吸收藥物了。但如果用其他的給藥方式的話，「有多少藥會被人體(主要為血液)吸收」就成了藥物發揮藥效的第一道關卡了！

口服藥物雖然主要是從腸道吸收而溶入血液當中，但是吸收藥物的效果仍然會因人而異。而且，即使是同一個人，也會因為當時的身體狀況而使其對藥物有不同的吸收狀況。一般而言，空腹時的藥物吸收效果比飯後服用藥物的吸收效果還要來得好，不過，也有例外的情況。除此之外，年紀也會影響藥物的吸收效果。一般來說，隨著年紀的增長，藥物的吸收效果也會降低。影響藥物吸收的主要因素請見下表：

影響吸收的原因

因　素	影　響
胃液pH值上升	由於藥物的不同而使得藥物的溶解度下降，導致吸收出現困難
腸胃蠕動減弱	發揮藥效的時間慢
胃內容物存在	藥效發揮的時間多數會變慢且藥效減弱
與藥物交互作用 (複合體形成，吸收等等)	藥效改變以及藥效的產生發生變化，這兩種情況很常見

吸收的形式主要有以下兩種：

❶ 被動運輸(不需能量)

藥物是物質，所以其在體內也會表現物質的一般性質。具體來說，物質有「從濃度高的地方穿越薄膜而往濃度低的地方移動」的性質，藉由這種方式，物質便可以在體內進行移動。換句話說，物質藉由**擴散**※或**滲透壓**※的差別而進行移動，是不需要耗費能量的，這種移動形式就稱為**被動運輸**。

※**擴散**　粒子或熱能等所進行的自發性擴散的物理現象(簡單擴散)。在生物學上，則會出現特定物質選擇性地穿越細胞膜的現象(促進性擴散)。

※**滲透壓**　從濃度低的溶液穿越半透膜(只有細小分子才能通過的薄膜)往濃度高的溶液移動時所產生的壓力。

❷ 主動運輸(需要能量)

在被動運輸時，藥物無法由濃度低的地方往濃度高的地方進行移動。不過，一旦藥物結合了所謂的**載體**的話，藥物就能穿過薄膜了。這種情況與被動運輸並不相同，而是必須有能量的輔助，這樣的運輸方式就稱為**主動運輸**。

維生素類的營養素或是食物的消化物、膽鹽※、嘧啶衍生物※等，都是用這種形式進行吸收的。近來，載體(carrier)大多稱為**運輸者**(transporter)。

被動運輸與主動運輸

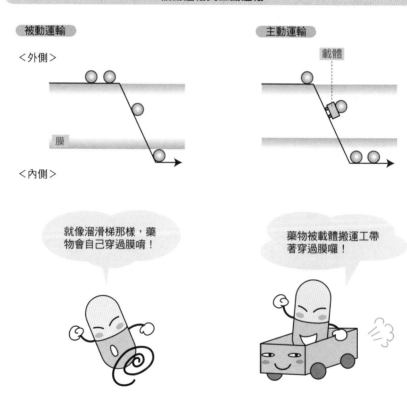

被動運輸

＜外側＞

膜

＜內側＞

主動運輸

載體

就像溜滑梯那樣，藥物會自己穿過膜唷！

藥物被載體搬運工帶著穿過膜囉！

※**膽鹽**　　　為膽汁主要成分，具有溶解脂肪的效果。

※**嘧啶衍生物**　嘧啶為細胞合成DNA時相當重要的一項成分，嘧啶衍生物則是與嘧啶(胞嘧啶、胸腺嘧啶、尿嘧啶)構造類似的物質。

▨▨ 分佈 ▨▨

　　藥物被人體吸收了之後，主要會送到血液，並經稀釋而散佈至全身，而在各式各樣的組織細胞內進行作用。不過，每種藥物分散至各個組織的比例並不相同。每種藥物各自有容易到達某種組織及進入某種細胞的特性，此特性稱為「**親和性**」及「**組織趨向**」。

　　一般來說，藥物容易儲存於**血漿蛋白**※、**脂肪組織、結締組織**※或**骨骼**，而血漿蛋白則是與藥物的分佈方式有關。雖然這只是實驗的結果，但人們還是認為「血管壁會阻礙與血漿蛋白結合的藥物往組織移動，使藥效無法在組織中產生作用」。換句話說，血液中未與蛋白質結合的那些藥物，即只有游離（free）的東西，才能往組織移動，並發揮藥效。因此理論上，當人體血中**白蛋白**※減少的時候，或是因同時服用其他藥物而造成蛋白質被截取的時候，游離（free）的藥物會增加。因此，此時所服用的劑量即使相同，仍然會出現藥效增強的情況。話雖如此，蛋白質的結合對臨床的影響究竟有多大呢？這點仍有待商榷。

▨▨ 代謝 ▨▨

　　對身體來說，藥是「異物」。因此，藥物在經過身體的辨識之後，藥物的活性就會減弱，使藥物容易溶在水裡。而且，為了把藥物排出體外，人體會改變藥物的結構，這就是所謂的「**代謝**」。一般而言，藥物在經過代謝之後常會出現療效喪失或減弱的情況。如果藥物沒有經過代謝，或是即使經過了代謝但該藥物仍具有藥效的話，這就是所謂的「不受代謝影響」之意。代謝主要有以下四種形式：

※**血漿蛋白**　　白蛋白、纖維蛋白原、免疫球蛋白等等的那些位在血漿(血液中所含有的液體成分)中的蛋白質
※**結締組織**　　結締組織廣泛分佈全身，佈滿其他組織的間隙，是用來構成器官和肌腱的物質，如**淋巴球、肥大細胞**等
※**白蛋白**　　存在於血清中的一種蛋白質，其具有可以與藥物進行選擇性結合的部位

氧化

氧化反應

$$Cl_3 - C - CH(OH)_2 \implies Cl_3 - C - COOH$$

氫氧化反應

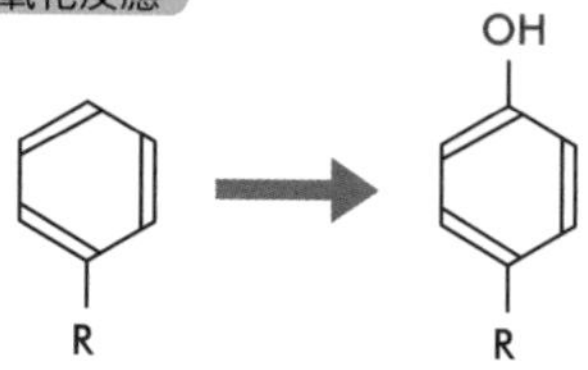

去烷基作用

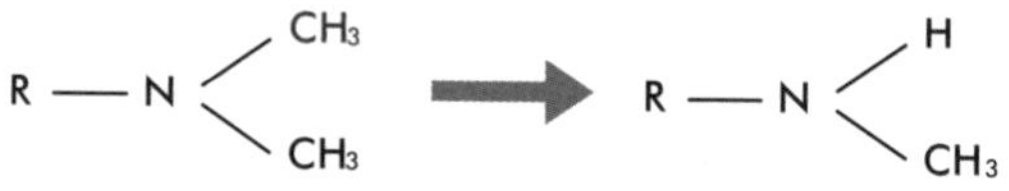

$$R - N \begin{matrix} CH_3 \\ CH_3 \end{matrix} \implies R - N \begin{matrix} H \\ CH_3 \end{matrix}$$

還原

硝基

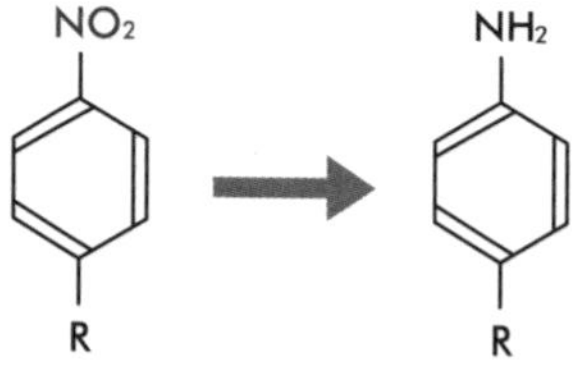

$NO_2 \implies NH_2$

偶氮基

$$R - \bigcirc - N \equiv N - \bigcirc - R \implies R - \bigcirc - NH_2 + NH_2 - \bigcirc - R$$

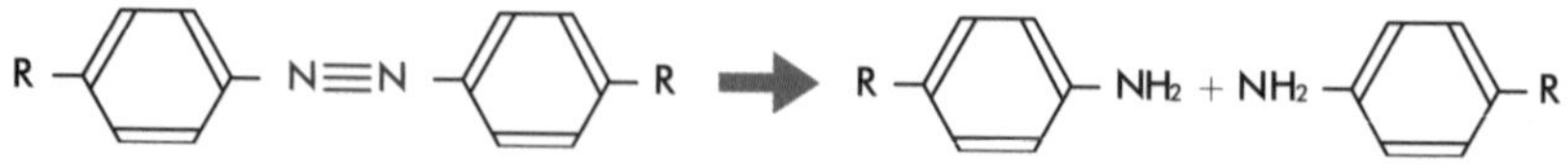

❶ 氧化

氧化反應※是十分常見的代謝方式。主要是由肝細胞內的藥物代謝酵素**P450(細胞色素)**所進行。因P450而活化的酵素會**氧化**藥物分子，產生代謝作用。

❷ 還原

還原反應※能代謝含有硝基或偶氮基的化合物或藥物，且P450也與這種反應有關。

❸ 水解

有很多情況是「具有酯基的化合物或藥物會因**水解反應**※而喪失活性」。舉例來說，具有酯基的乙醯膽鹼一旦與膽鹼酯酶進行作用就會產生水解反應，並分解出膽鹼和醋酸。

水解

乙醯膽鹼

$$CH_3 - \overset{\overset{\displaystyle O}{\|}}{C} - O - CH_2 - CH_2 - N^+ \begin{smallmatrix} CH_3 \\ CH_3 \\ CH_3 \end{smallmatrix}$$

$$CH_3COOH + HOCH_2 - CH_2 - N^+ \begin{smallmatrix} CH_3 \\ CH_3 \\ CH_3 \end{smallmatrix}$$

❹ 共軛

被氧化的藥物結合了生物體內的物質之後，可轉換成溶水性更佳的物質，這種反應我們就稱為「**共軛反應**」。

※**氧化反應** 「物質與氧產生化合」，或者是「物質奪取氫的現象」。「酒精受到單胺氧化酶氧化而成為醋酸」的反應(去烷基作用)十分普遍。
※**還原反應** 「氧被物質奪取」，或者是「物質與氫進行化合」的現象。
※**水解反應** 「物質與水進行反應而分解出生成物」的現象。

最有名的共軛反應就是「醛糖酸脂化作用」※。此反應會利用體內的葡萄糖※。除了醛糖酸脂化作用之外，也有硫酸共軛結合、甘胺酸共軛結合、乙醯共軛結合、穀胱甘胺酸共軛結合、甲基共軛結合等反應，這些反應都需要能量。

▨▨ 排泄 ▨▨

進入體內的藥物，會直接或經代謝後才排出體外。藥物的主要排泄路徑是**腎臟**，其他也有像是糞便、呼氣等的排出方式。腎臟排泄與以下❶～❸的三個過程有關：

❶ 腎絲球過濾

在血漿的成分當中，分子量小於5000的物質可通過**腎絲球**並移動至**腎小管**，然後被排出體外。與蛋白質結合的藥物則因為分子量比較大，所以通過腎絲球後，就無法進入腎小管了。此外，經腎臟排泄的藥物一旦造成腎絲球的血液量增加的話，便會增加由尿液所排泄的藥物的比例。這是因為具有「腎絲球過濾量與腎絲球血漿量成正比」的特性所致。

❷ 腎小管分泌

弱酸性或弱鹼性的藥物具有「與載體結合後能從血漿排至腎小管」的特性。這種現象主要是在**近端腎小管**進行。

❸ 腎小管再吸收作用

由腎小管所排泄的藥物，其中一部分會被腎小管再吸收回體內。這種現象主要是在**遠端腎小管**所進行。脂溶性高的藥物特別容易有再吸收的現象，所以不容易由尿液排出體外。另外，鹼性藥物的pH值一旦降低的話，就會使再吸收現象減少，而酸性藥物的pH值如果降低的話，則會增加再吸收的現象。這是因為與離子型的藥物相比，非離子型的藥物要進行再吸收比較容易的緣故。

※**醛糖酸脂化作用**　葡萄糖醛酸是醣類的一種，水溶性非常高，為了能排出體外，有時會與有毒物質結合，或者為了方便輸送，其與激素結合。這種結合過程就稱為「醛糖酸脂化作用」。

※**葡萄糖**　稱為**glucose**，是動植物活動的一種能源物質。

G-6 藥物交互作用

既然有藥物之間相互影響而產生的藥物交互作用，那麼就會有因生物體的反應而產生的藥物交互作用。

▦▦ 交互作用發生形式 ▦▦

用單一藥物進行治療的例子很少。相反地，利用數種藥物來進行治療的例子則一點也不稀奇。如下表所示，當藥物合併使用時，常會出現藥物之間發生**交互作用**而不得不暫停用藥的情況，而且發生**副作用**的機率也會提高。

服用的藥物數目與副作用的發生機率的關係

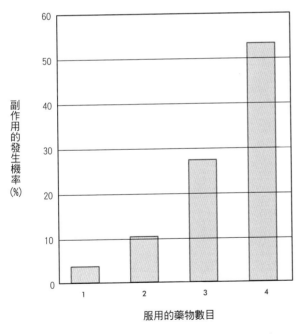

副作用的發生機率(%)

服用的藥物數目

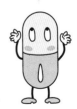

比起單一藥劑，服用四種藥劑的副作用會高出十倍呢！

＊依據Geriat,Med.,31:193-202(1993)

交互作用的例子

分 類		組 合	效 果
藥物在體內的動態變化	吸收階段 螯合形成	鹽酸環丙沙星 (ciprofloxacin hydrochloride) ＋ 氧化鎂(magnesium oxide)	吸收減少，降低抗生素的效果
	pH值變化	阿斯匹靈 ＋ 制酸劑	制酸劑能提高pH值，增加阿斯匹靈的游離率，並減少阿斯匹靈的吸收
	消化道功能變化	鹽酸嗎啡 (morphine hydrochloride) ＋ 鹽酸美西律 (mexiletine hydrochloride)	鹽酸嗎啡能抑制消化道蠕動，降低鹽酸美西律的吸收
	分泌階段	華法林鉀 (warfarin potassium) ＋ 氯苯乙酯(clofibrate)	阻礙華法林鉀的蛋白質結合，增加華法林鉀的效果
	代謝階段	茶鹼(theophylline) ＋ 喜美治定(cimetidine)	喜美治定會阻礙茶鹼的代謝，提高血中的茶鹼濃度。
	排泄階段	滅殺除癌(methotrexate) ＋ 非類固醇類消炎藥(Nonsteroidal anti-inflammatory drugs)	非類固醇類消炎藥能抑制腎小管分泌滅殺除癌，提升血中的滅殺除癌濃度。
生物體的反應變化	相同作用部位	哈羅匹利杜(haloperidol) ＋ 舒必朗(sulpiride)	增強多巴胺D_2阻斷作用
	不同作用部位	β阻斷劑 ＋ 硫醯基尿素類藥	無法產生血糖，因而容易發生低血糖症狀
	生理機能變化	地高辛(digoxin) ＋ 噻類利尿劑	利尿劑會降低血鉀值，提高地高辛的感受度

交互作用的發生形式，主要有以下兩種——**藥物在體內的動態變化**與**生物體的反應變化**。

▓ ▓ 藥物在體內的動態變化 ▓ ▓

如前一節所述，進入體內的藥物會因為吸收、分佈、代謝及排泄等因素而使體內(血中)的藥物濃度產生變化。藥物的合併使用如果影響了藥物在吸收、分佈、代謝及排泄等方面的情況，那麼即使所服用的劑量與單一藥物相等，兩者在(體內的)藥物濃度上也仍然有明顯的差異。換句話說，藥物之間會因為彼此改變了對方在體內的動態變化而加強或減弱了各自所能產生的功效。

❶ 吸收

人體吸收藥物的時候，影響藥物吸收速度和吸收量的因素各式各樣。分子量小的藥物比分子量大的藥物更容易通過消化道的黏膜壁，這是其中一項因素。因此，一旦藥物與藥物相互結合而形成複合體的話，藥物就很難通過消化道的黏膜壁了。舉例來說，因合併使用New Quinolone類抗生素※與乾燥氫氧化鋁膠片※(制酸劑)而形成的**螯合物**※，便會阻礙藥物的吸收。這種吸收受阻礙的現象是起因於「這兩種藥物都出現在消化道內」，為了避免這種現象發生，可以採用「間隔時間用藥」的方式。

除了分子量這項因素外，就離子型與非離子型來說，非離子型的藥物比較容易為人體所吸收。游離率會因為pH值的變化而產生差異，例如：制酸劑會讓胃呈現pH值（酸鹼值）偏高的鹼性狀態，因而增加了像是阿斯匹靈※這種酸性藥物的游離率，降低人體吸收能力。

另外，也有某些物質改變了消化道運作功能而使藥物的吸收受到影響的情況。我們知道，像是被當成解熱鎮痛藥使用的乙醯胺酚和能改善腸道功能的甲氧氯普胺一起使用時，就會縮短藥物在胃中的停留時間，使藥物提早抵達腸道，進而加速人體吸收藥物的速度。

※**抗生素**　請參考3-2
※**制酸劑**　請參考2-4
※**螯合物**　即「複合體」
※**阿斯匹靈**　請參考1-7、2-8

藉由螯合而產生的交互作用

服用單一藥物時

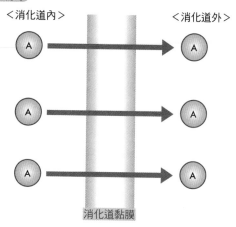

合併服用時

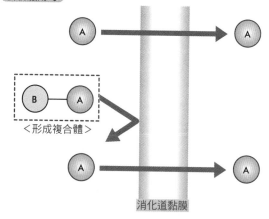

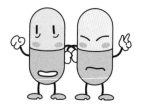

藥物A與藥物B形成複合體時，吸收率會降低唷！

❶ 分布

經實驗證明,藥物與**白蛋白**[※]結合後不會移動至組織內,因此並無法發揮藥效。舉例來說,十個藥物當中有八個與白蛋白結合,而其餘二個沒有與白蛋白結合,那麼這兩個才能移至組織內去發揮藥效。在這個時候,如果同時又服用了其他藥物而使得與白蛋白結合的藥物降為七個,沒有與白蛋白結合的藥物數目增加為三個的話,那麼移至組織內的藥物就變成三個。那麼,似乎可以預料的是「藥效將會提高1.5倍」。

事實上,沒有與白蛋白結合的藥物一旦增加,**肝臟的清除率**[※]就會提高,因而產生新的恆定狀態,並使血中的藥物濃度降低。因此,在藥物彼此進行交互作用之後,沒有與白蛋白結合的藥物數量會增加,廝殺的結果就是:「能夠移動至組織內的藥物數目幾乎沒有改變」。

❷ 代謝

代謝有數種形式,身為藥物代謝酵素**P450**就扮演了其中的主角。當藥物合併使用時,藥物之間會產生相互爭奪P450的現象,導致每種藥物的代謝能力不同於單獨服用該藥物時的情況。

P450有20~30種,這些就是所謂的**分子種**(molecular species)。對於受P450影響而代謝的藥物來說,該藥物的代謝作用會受到P450的分子種的影響。換句話說,用來進行代謝作用的分子種一旦遇到了相似的藥物的合併使用時,就會產生「P450受爭奪」的現象,因此,與藥物的單獨服用相比,藥物的合併使用會使藥物更難以進行代謝反應。

除此之外,有些藥物具有使P450活性提升的物質。如果將此類藥物合併服用的話,將促進其他藥物的代謝以及降低藥物在血液當中的濃度。抗癲癇藥[※]或結核治療藥的立復黴素就是這類的代表藥物,而且吸煙也會引發相同的現象。相反地,也有P450不受活化的情況,巨環類抗生素[※]就是一個代表例子。這例子是因為「代謝物亞硝基體巨環類與P450的血基鐵質所產生的複合體具有安定性,因而造成P450的活性降低」的緣故。

※白蛋白　　　　這是一種存在血清中的蛋白質,具有能選擇要用哪個部位和藥物結合的功能。
※肝臟的清除率　為了輕易地將藥物排出體外,肝臟在一定時間內所能代謝的藥物量。
※抗癲癇藥　　　請參考3-1
※巨環類抗生素　請參考2-4、3-2

❹排泄

腎臟的**腎絲球**能過濾那些容易溶於水中而不容易和蛋白質結合的藥物，並將這些藥物排出體外。由腎臟所進行的藥物排泄與下列(A)～(C)有關：

(A)腎絲球過濾

有些藥物具有「不容易代謝」以及「經由腎臟的腎絲球過濾而獲得清除」的特性。一旦這種藥物與降低腎臟功能的藥物合併服用，就會出現該藥物難以排出體外、藥效過強以及容易產生副作用等現象。

(B)腎小管分泌(由血漿往腎小管的移動)

腎小管分泌作用主要是在**近端腎小管**進行。在這過程中，運送藥物的**載體**會將藥物從血漿排至腎小管裡面。

丙磺舒※具有降低尿酸值的效果，該藥物因為能抑制酸性藥物(盤尼西林、吲哚美辛、呋喃苯胺酸等)的腎小管分泌作用，所以能提高藥物的血中濃度，所以效果又強又持久。

此外，至今仍為眾人知曉的心律不整治療用藥奎尼丁與心臟衰竭治療用藥地高辛的交互作用，也都與腎小管分泌有關。當地高辛從血液被分泌至腎小管時，其所涉及的相關物質(P蛋白)會遭遇奎尼丁的競爭型抑制作用，所以地高辛就變得難以進入腎小管，造成地高辛在血液裡的濃度增加。

(C)腎小管再吸收作用

腎小管的**再吸收**作用也是藥物排泄最重要的一項作用。對於那些一度被腎臟分泌而位於腎小管的藥物來說，其中屬於**非離子型**的物質會受到再吸收作用而回到血液裡。因此，當尿液的pH值改變而使**離子型**的物質增加時，便會導致藥物的再吸收變得困難，並增加尿液所排出的藥物量，導致藥物在血液中的濃度降低及藥效減弱。

※**丙磺舒**　請參考1-3

例如：如果同時服用癲癇治療用藥的「癲能停」※和碳酸氫鈉的話，便會使尿液偏向鹼性，並增加離子型物質的游離率，導致血液中的藥物濃度降低。

藥物的腎臟排泄模式

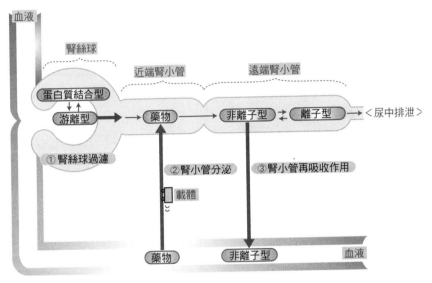

血液

腎絲球

近端腎小管　　　遠端腎小管

蛋白質結合型
游離型　→　藥物　→　非離子型　⇄　離子型　→　＜尿中排泄＞

① 腎絲球過濾　　　② 腎小管分泌　　　③ 腎小管再吸收作用

載體

藥物　　　　非離子型　　　　血液

* 日本臨床藥理學會編:臨床藥理學. 第2版P197
一部分改編自醫學書院. 2003

腎臟可分成好幾個部位，而且這些部位都與藥效密切相關唷！

※**癲能停**　請參考3-1

▓ ▓ 生物體的反應變化 ▓ ▓

一般認為，透過生物體的受體對藥物所產生的反應，可以發現該藥物的藥效。如果同時服用了A藥物與B藥物的話，因為B藥物造成與A藥物引起反應的該部位發生變化，所以就會產生藥物的交互作用，使生物體出現不同於單獨服用A藥物時的反應。

舉例來說，藥物可以劃分為所謂的「……阻斷劑」、「……拮抗劑」、「……抑制劑」等類型。如果合併服用了「在相同部位會產生相反作用的藥物」的話，就會削弱了藥物彼此的功效。

除此之外，儘管作用的部位並不相同，但如果對生物體所造成的影響最終是相同的話，則會導致藥效增強。這就如同合併使用用來治療相同疾病的藥物的結果。

此外，有的交互作用則是指「某藥物增強了其他藥物的效果」的情形。譬如，New Quinolone類抗生素與非類固醇類消炎藥合併使用時，會引起New Quinolone所具有的痙攣作用。這就是一種例子。

> **Column** **轉換後的OTC與普通的OTC**
>
> 報紙刊登了「我國正計劃推行『轉換後的OTC』」這則報導。『轉換後的OTC』究竟是什麼呢？**OTC**[※]在電視廣告上很常見，所謂的OTC就是「不需要醫師的處方籤就能夠自由買到的藥物」的系統。
>
> 就這點來說，『轉換後的OTC』則是指「與需要處方籤的『醫療用醫藥品』的成份相同」的那種OTC，不過如果比起普通的OTC，『轉換後的OTC』的藥效較強。
>
> 「Gasuta-10」及「Lamisil」等藥物是醫療用醫藥品裡安全性較高的成份，是今後預計要販售，名氣較高的『轉換後的OTC』。
>
> 目前，以美國、英國及法國為主的國家正大力推行『轉換後的OTC』，並建立「輕微感冒不用看醫生，即使沒有處方籤也能獲得治療」的系統。『轉換後的OTC』就是OTC的強化策略。

※**OTC** Over The Counter drug （在專櫃就買得到藥）的略稱。

Level

1

馬上就能理解的藥物！

現在，我就試著帶領學藥理的人先來學習比較容易了解的藥物吧！與其刻意死背，還不如將讀過的內容大致記在腦中，這樣就OK啦！

1-1 止瀉藥

增加腸道益菌或抑制腸道蠕動可以改善腹瀉情況。

▦▦ 腹瀉及其治療藥物 ▦▦

腹瀉是腸道功能異常的一項代表性症狀。不過,腹瀉有時候是身體為了把有害物質例如O-157※盡早排出體外而產生的「防衛反應」。因此,並不是一昧地止瀉就行了。以下是用在治療腹瀉時的五種藥物:

▦▦ 整腸藥 ▦▦

人體內住著與調節腸道功能有關的各種細菌,其中具有代表性的有比菲德氏菌、酪酸菌及乳酸菌。整腸藥的功能就在於補充這些細菌,以平衡腸道內的細菌、恢復腸道功能。

❶ 比菲德氏菌

比菲德氏菌和乳酸菌能讓腸道呈現酸性,平衡腸道內的細菌,發揮整腸功能。

❷ 酪酸菌

酪酸菌能抑制綠膿菌※等病菌的增殖,使腸道恢復為正常狀態,改善腹瀉情況。

❸ 乳酸菌

乳酸菌能使腸道呈現酸性,抑制會轉換成病原的大腸菌,調整腸道功能。特別的是,乳酸菌能拿來治療抗生素所引起的副作用,所以經常和酪酸菌一起使用。

※**O-157** 出血性大腸桿菌,其會感染加熱不完全的食物而造成食物中毒。
※**綠膿菌** 存在於自然環境的一種常在菌,是引發感染症的原因。

常用止瀉藥物的作用

整腸藥

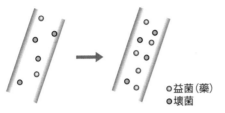

○益菌(藥)
●壞菌

增加腸道內的益菌、
維持良好平衡狀態、
調整腸道機能。

收斂劑

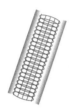

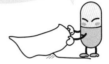

與蛋白質結合而產生沉澱物,
並以帶狀方式包圍表面;舒緩
腸道黏膜所受的刺激,抑制因
刺激而引起的腸道蠕動。

吸附劑

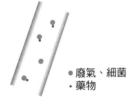

●廢氣、細菌
・藥物

腸道內的廢氣或細菌被藥物捉
住,以便更容易排出體外;抑
制因廢氣刺激所引起的蠕動。

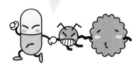

抗膽鹼藥物、腸道運動抑制劑

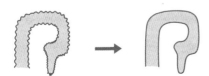

抑制能促進腸道激烈活
動的神經作用,以抑制
腸道的蠕動!

▓▓ 腸道運動抑制劑 ▓▓

腸道蠕動受自律神經控制。特別是一旦**副交感神經**[※]因**乙醯膽鹼**而引起亢奮，腸道就會加速蠕動，因而容易出現腹瀉症狀。

腸道運動抑制劑中的鹽酸洛哌丁胺會藉由抑制乙醯膽鹼的作用而達到控制腸道蠕動及改善腹瀉的效果。此種藥物能抑制分泌至腸道的水分。以止瀉藥來說，這種藥物的藥效算是比較強的了。

▓▓ 收斂劑 ▓▓

腸道黏膜發炎也會引發腹瀉。遇到這種情況，腸道黏膜會像繫皮帶那樣把腸道黏膜包住，以達到保護發炎部位的效果。收斂劑的使用就是為了達到這個目的。

經常當收斂劑使用的藥物就是鉍。鉍會與蛋白質結合而形成不溶於水的保護膜。此外，鞣酸蛋白也是一種收斂劑，這種藥物會在腸道中被分解成單寧酸[※]。單寧酸有保護黏膜的效果，其效果穩定，可應用於輕微的症狀上。

▓▓ 吸附劑 ▓▓

腸道內的廢氣或水分過多，會刺激腸道，加速腸道蠕動，因此容易造成腹瀉。此時，藉著吸收廢氣及水分，更容易把廢氣及水分排出體外，緩和腸道所受到的刺激，達到改善腹瀉的效果。

具有這種療效的藥物就稱為吸附劑，代表藥物為矽酸鋁。屬於此類藥物的二甲矽油特別容易吸收廢氣。

▓▓ 抗膽鹼藥物 ▓▓

許多內臟受自律神經掌控。腸道受到自律神經的副交感神經[※]刺激時，腸道的蠕動速度會加快。

※**單寧酸(tannic acid)**　　與蛋白質結合，產生不易溶於水的保護膜，能保護發炎部位。
※**副交感神經**　　　　　　自律神經是由**交感神經**與**副交感神經**所組成的；副交感神經活躍於夜晚。

　　副交感神經的亢奮與**乙醯膽鹼**有關，因此，服用能抑制乙醯膽鹼作用的藥物，就能抑制腸道蠕動，而具有這種作用的藥物就稱為「抗膽鹼藥物」。OTC中常使用的東莨菪萃取物也屬於這類藥物。

■■ 麻醉藥 ■■

　　麻醉藥是強力的鎮痛藥，該藥的副作用也可以當強力止瀉藥來使用，像是磷酸可待因類的鴉片鹼便屬於這種藥物。這種藥物能對腸神經叢[※]產生作用，抑制腸道**蠕動**[※]，讓括約肌收縮，以減少分泌液，使腸道運動明顯靜止下來。這種藥物可說是止瀉藥的終極武器！

主要的止瀉藥

分　類	一般名
整腸藥	比菲德氏菌(bifidobacterium) 酪酸菌(clostridium) 乳酸菌(lactic acid bacteria)
腸道運動抑制劑	鹽酸洛丁胺(loperamide hydrochloride)
收斂劑	鉍(bismuth) 鞣酸蛋白(albumin tannate)
吸附劑	天然矽酸鋁(natural aluminum silicate) 二甲矽油(dimethicone)
抗膽鹼藥物	東莨菪萃取物(scopolia extract)
麻醉藥	磷酸可待因(codeine phosphate)

Column　**O-157的應對措施**

　　一到夏天，O-157就會大流行。一旦感染O-157並經4～8天的潛伏期，之後便會出現類似感冒的症狀，而且糞便會呈現水水的狀態。處理方式就是安靜休養、補充水分及攝取良好的飲食。

※**腸神經叢**　是控制腸道蠕動的神經網，存在食道、胃、小腸、大腸壁的肌肉層。
※**蠕動**　　　腸壁反覆收縮，如波浪拍打般地運送腸道內的食物。

1-2 便秘的治療藥物

如果能夠給予腸道物理、化學、神經性的刺激，便秘就能改善了。

▪▪ 便秘及其治療藥物 ▪▪

便秘的狀態因人而異，其所帶來的痛苦也不盡相同。便秘主要是腸道蠕動不良所引起的症狀。便秘有三種，如右圖所示。服用藥物時，最重要的是要思考藥物屬於何種類型，並選擇療效適合的藥物。

▪▪ 滲透壓型瀉藥 ▪▪

服用無法被腸道吸收的藥物，可以提高腸道內的**滲透壓**，達到增加糞便量的效果。滲透壓型瀉藥就是利用這種方法來增加腸道內容物，並刺激腸道蠕動，改善便秘。滲透壓型瀉藥可以分為❶～❹四種，如下所示：

❶ 鹽類瀉藥

服用這種藥物，會增加無法被腸道吸收的**鹽類**※數量，並提高腸道的滲透壓。結果，為了使滲透壓降低，水分就會由組織進入腸道(吸收)，大大地增加腸道內的水分，增加糞便量，形成水便。

❷ 容積型瀉藥

這種藥物在服用之後，藥物本身會因為吸收了腸道內的水分而變大，所以能給予腸道物理刺激，促進腸道**蠕動**，使糞便排泄出去。因此，服用這種藥物的時候必須同時喝下一杯以上的水。

※**鹽類**　陽離子或陰離子。

便秘的種類

直腸性便秘

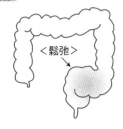

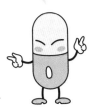

直腸部分
鬆弛無力

無張力便秘

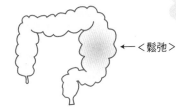

不只有直腸,大
腸也鬆弛無力

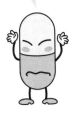

痙攣性便秘

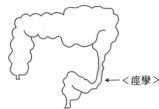

自律神經狀況不
佳,容易引起痙
攣性便秘

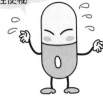

❸ 潤滑性瀉藥

利用界面活性劑降低糞便的表面張力。接著，水分會滲入糞便內，增加糞便份量，並刺激腸道，使腸道易於排泄。

❹ 糖類瀉藥

相較於瀉藥，糖類瀉藥則較常用來治療肝功能降低所引起的高血氨※。無法被吸收的糖，除了能夠發揮與鹽類瀉藥相同的作用外，也會在腸道內產生廢氣，刺激腸道，改善腸道蠕動。

▨▨ 刺激型瀉藥 ▨▨

滲透壓型瀉藥主要是透過物理刺激而使腸道蠕動，相對的，刺激型瀉藥則主要是以化學刺激的方式來讓腸道蠕動。刺激型瀉藥主要分為❶～❷以下兩種：

❶ 小腸刺激型瀉藥

是一種能給予小腸化學刺激而促進排便的藥物。自古所採用的蓖麻油，便為此類瀉藥。蓖麻油會在十二指腸分解成蓖麻油酸與甘油。蓖麻油酸具有刺激小腸及促進蠕動的效果，甘油則具有潤滑小腸黏膜、幫助排便的作用。

❷ 大腸刺激型瀉藥

是一種能刺激大腸及強力促進蠕動的藥物。目前所採用的藥物有兩種：一為**酚肽類**，這種藥物是利用腸液與膽汁酸來使糞便更容易溶於水，以達到刺激腸道的效果。另一種為**蒽醌類**，這種藥物經吸收後會轉變為配基※，之後又會再次被分泌至大腸內，並利用歐氏神經叢※促進蠕動的進行。

※**高血氨**　　　血液中氨量增加的症狀。氨通常會在肝臟變成尿素，並隨尿液排出體外。但是，一旦肝臟功能惡化時，這樣的流程處理起來便不順利。

※**配基**　　　　在植物中，有一群成分能和「糖以外的物質以及寡醣」進行結合，這群成分總稱為**配糖體**。配糖體中的非醣類結構的部位則稱為配基。

※**歐氏神經叢**　腸神經叢。腸道中促進蠕動的神經。

▣▣▣ 自律神經系統型瀉藥 ▣▣▣

　　從神經方面來說，腸道的蠕動是受自律神經系統所掌控。因此，想改善腸道蠕動的話，增加**乙醯膽鹼**就行了。

　　自律神經系統型瀉藥會抑制能分解乙醯膽鹼的**「膽鹼酯酶」**，以提高乙醯膽鹼的濃度，達到刺激副交感神經系統，及促進蠕動的效果。維他命之一的泛硫乙胺也有同樣的效果。

主要的便秘治療藥

分　類			一般名
滲透壓型瀉藥	鹽類瀉藥		氧化鎂(magnesium oxide) 硫酸鎂(magnesium sulfate) 硫酸鈉(sodium sulfate) 檸檬酸鎂(Magnesium citrate)
	容積型瀉藥		羧甲基纖維素鈉(Carmellose Sodium) 寒天
	潤滑性瀉藥		硫代丁二酸鈉二辛酯 (Dioctyl sodium sulfo succinate)
	糖類瀉藥		D-山梨醇(D-Sorbitol)
刺激型瀉藥	小腸刺激型瀉藥		蓖麻油 (Ricinus Communis Oil)
	大腸刺激型瀉藥	酚肽類	樂可舒(Bisacodyl) 匹可硫酸鈉(Sodium picosulfate)
		蒽醌類	決明(Senna) 番瀉苷(sennoside) 大黃(Rheum) 蘆薈(Aloe)
自律神經系統型瀉藥			泛硫乙胺(pantethine)

⟨ Column ⟩　治療便秘的中藥

　　不少人認為，「治療便秘時，採用中藥比西藥更合適」。常用於治療便秘的中藥有大黃甘草湯、調胃承氣湯、桂枝加芍大黃湯、麻子仁丸、防風通聖散、桃核承氣湯等。

1-3 改善高尿酸血症及痛風的藥物

在治療痛風方面，痛風未發作時是使用能平衡尿酸的生成與排泄的藥物，而痛風發作時則採用對症療法，使用能抑制前列腺素生成的鎮痛藥。

▨▨ 高尿酸血症、痛風及治療藥物 ▨▨

當**尿酸**以高於平均值的濃度存在於血液中（高尿酸血症）時，就會產生所謂的「痛風」，該疾病正是尿酸的釋出及結晶化所引發的強烈疼痛和發炎的現象。

治療方式為：痛風未發作時，既要服用能抑制血酸值升高的藥物，也要在生活上努力消除引發痛風的因素。痛風發作時，則使用能抑制劇烈疼痛的藥物，並等待康復。

▨▨ 痛風未發作時的服用藥物 ▨▨

痛風未發作時，可服用能抑制尿酸產生的藥物或是能促進尿酸排泄的藥物。

❶ 尿酸生成抑制藥物

人體一天會製造600～700mg的尿酸，也會排出相同的尿酸量，至於血液中的尿酸量最終會控制在7.0mg/dl以下。當尿酸值因為某些原因而升高時，此時，如果服用抑制尿酸產生的藥物，就可以使尿酸值獲得調整。

次黃嘌呤在人體可轉換成尿酸，這種轉換與**黃嘌呤氧化酶**這種酵素有關。因此，若是降低黃嘌呤氧化酶的作用，就能抑制尿酸的生成。

其中一種方法就是服用能消耗掉黃嘌呤氧化酶的藥物，此類藥物就是別嘌醇。別嘌醇進入體內後會轉變為異黃嘌呤，這個過程便需要用到黃嘌呤氧化酶。

比起未使用別嘌醇的情況，當使用別嘌醇時，體內的尿酸製造量能夠減少。

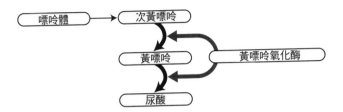

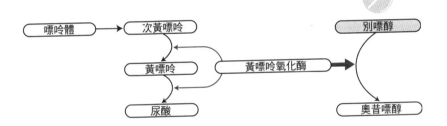

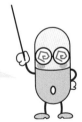

因為別嘌醇會使用製造尿酸時所需要的黃嘌呤氧化酶，所以就不容易產生尿酸囉！

❷ 尿酸排泄促進藥物

雖然體內所製造的尿酸會由腎臟排出體外，但是，一部分的尿酸則會由腎臟的腎小管經**再吸收作用**而回到體內。因此，如果服用能抑制再吸收作用的藥物的話，便能夠促進尿酸的排泄，進而降低血液中的尿酸值。具有這種效果的藥物有丙磺舒及苯溴馬龍等。

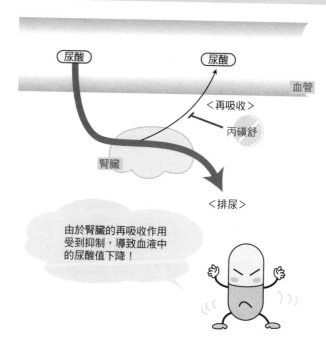

尿酸排泄促進藥物（丙磺舒）的作用機制

❸ 尿液鹼性化藥物

當腎臟排泄尿酸的時候，一旦尿液的pH值偏酸，則已溶解的尿酸就會結晶化，因而容易產生尿道結石的情況。因此，如果服用能使尿液接近鹼性的藥物的話，就能預防結晶的情況。這種藥物含有碳酸氫鈉及檸檬酸鈉等物質，商品名則有「消石素」等。

▓▓ 痛風發作時的服用藥物 ▓▓

　　痛風發作時，所服用的藥物並沒有降低尿酸值的功能。相反地，在痛風發作時，尿酸值還是不要變動比較好。

❶ 秋水仙素

秋水仙素在以前是用來治療痛風的特效藥，但現在則是輕微症狀出現時才會使用秋水仙素。這種藥物有抑制發炎的效果，藥效雖然不強，卻能抑制尿酸結晶化所引起的發炎現象。

發炎部位會產生**發炎介質**，而秋水仙素則既能抑制發炎介質的產生，也能防止**白血球**移至發炎部位。此外，秋水仙素也能防止白血球中的嗜中性白血球吞噬尿酸結晶。其實，一旦產生這種「吞食的作用」（**吞噬作用**），就容易釋放出發炎介質，因而使痛風的發作更為嚴重。

❷ 非類固醇類消炎藥

前列腺素（PG）與發炎所引起的疼痛，有十分密切的關係。體內的前列腺素一旦增加，便會反覆引起發炎、疼痛或發燒等症狀。

環氧合酶與前列腺素的產生密切相關。因此，如果能抑制環氧合酶的作用，就能改善發炎症狀，而非類固醇類消炎藥便具有這種效果，所以非類固醇類消炎藥常應用在各種疼痛的治療方面。

不過，非類固醇類消炎藥卻也常引發腸胃方面的問題。由於前列腺素是種能改善血液循環的物質，所以前列腺素的產生一旦受到抑制，就會使胃黏膜的血液循環變差，並引發胃病。特別是痛風發作時，非類固醇類消炎藥的服用劑量大多是一般劑量的兩倍，所以必須注意胃部不適的情況。如果疼痛改善了，就必須改回一般劑量；疼痛消除之後，就要停止服用。

秋水仙素與非類固醇類消炎藥的作用點

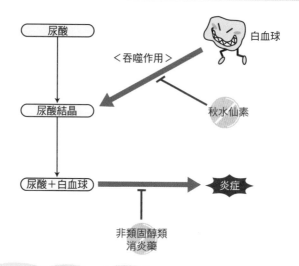

尿酸結晶的產生導致白血球增加，並引起發炎症狀！秋水仙素會抑制白血球的吞噬作用唷！

改善高尿酸血症及痛風的主要藥物

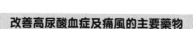

分　類		一般名
痛風未發作時的服用藥物	尿酸生成抑制藥物	別嘌醇(allopurinol)
	尿酸排泄促進藥物	丙磺舒(probenecid) 苯溴馬龍(benzbromarone)
	尿液鹼性化藥物	碳酸氫鈉(sodium hydrogen carbonate) 檸檬酸鈉(sodium citrate)
痛風發作時的服用藥物		秋水仙素(colchicine)
	非類固醇類消炎藥	那普洛辛(naproxen) 吲哚美辛(indomethacin)

1-4　高脂血症的治療藥物

體內的膽固醇降低時，身體會自血液取得膽固醇，因此血液的膽固醇含量會降低。

■ ■ ■ 高脂血症及其治療藥物 ■ ■ ■

高中性脂肪和高膽固醇會導致高脂血症（脂質異常症），如果長期不理會的話，會造成動脈硬化及血管受阻，是引發腦中風及心肌梗塞等疾病的重要因素。因此，高脂血症是一種非常需要治療的疾病。

下表是治療時的基準值。但是，每個人的目標值則會因每個人的併發症或生活方式的不同而不同。治療高膽固醇和治療三酸甘油脂(中性脂肪)過高等疾病的藥物並不相同。

高脂血症的治療基準

治療方針的原則	類型		脂質管理目標值（mg／dL）		
		LDL以外的主要危險因素*	LDL※	HDL※	TG※
【一次預防】 先改善生活習慣，再考慮適合的治療用藥	Ⅰ（低危險群）	0	未滿160	40以上	未滿150
	Ⅱ（中危險群）	1～2	未滿140		
	Ⅲ（高危險群）	3以上	未滿120		
【二次預防】 既要改善生活習慣，也要考慮使用藥物來進行治療	冠狀動脈疾病史		未滿100		

生活習慣：飲食生活凌亂、運動不足、睡眠不足、飲酒、吸菸、壓力等。
　　・吸菸會減少HDL膽固醇，使LDL膽固醇氧化、變性。
　　・壓力會使激素分泌更旺盛、使膽固醇或中性脂肪增加。
　　・飲酒過量是中性脂肪增加的原因
　　　日本酒一杯、啤酒中等瓶一瓶、紅酒兩杯／一天

＊LDL膽固醇以外的主要危險因素
　邁入中年期(男人45歲以上，女人55歲以上)、高血壓、糖尿病、吸菸、冠狀動脈疾病家族史、血中的HDL膽固醇含量低(未滿40mg/dL)。
　如果有糖尿病、腦梗塞、動脈硬化閉塞症等疾病，便採用類型Ⅲ

※**LDL**　請參考P60註解
※**HDL**　請參考P64註解
※**TG**　Triglyceride（三酸甘油脂）之簡稱。TG為中性脂肪的一種。

高脂血症的治療一覽表

分類	LDL-C	TC※	TG	HDL-C	主要的一般名
施德丁類藥物	↓↓↓	↓↓	↓	↑	普伐他汀鈉(pravastatin sodium) 辛伐他汀(simvastatin) 氟伐他汀鈉(fluvastatin sodium) 阿伐他汀鈣水合物 (atorvastatin calcium hydrate) 匹伐他汀鈣(pitavastatin calcium) 瑞舒伐他汀鈣(rosuvastatin calcium)
陰離子交換樹脂	↓↓	↓	－	↑	考來烯胺(colestyramine) 考來替蘭(colestimide= colestilan)
纖維酸類藥物	↓	↓	↓↓↓	↑↑↑	氯苯乙酯(clofibrate) 克利貝特(clinofibrate) 苯扎貝特(bezafibrate) 非諾貝特(fenofibrate)
尼古丁酸衍生物	↓	↓	↓↓	↑	菸鹼酸維戊素(tocopherol nicotinate) 尼可莫爾(nicomol) 戊四煙酯(niceritrol)
普羅布考	↓	↓	－	↓↓	普羅布考(probucol)
EPA製劑	－	－	↓	－	廿六烷五烯酸乙酯 (ethyl icosapentate)
膽固醇吸收抑制劑	↓	↓	↓	↑	依折麥布(ezetimibe)

↓↓↓：≦－25%　↓：－20～－10%　↑↑↑：≧30%
↓↓：－25～－20%　↑：10～20%　－：－10～10%

▓▓ 降低膽固醇的主要藥物 ▓▓

❶ 施德丁類藥物（HMG-CoA還原酵素抑制劑）

肝臟會製造**膽固醇**，而產生膽固醇的過程則需要**HMG-CoA還原酵素**。此酵素的作用一旦受到抑制，身體便無法產生膽固醇。但是，因為膽固醇是製造膽汁酸及各種激素的最重要原料，因此肝臟中的LDL※受體便會增加，自血液來補足不夠的膽固醇，導致血液中的膽固醇含量降低。

※**TC**　total cholesterol（總膽固醇）之縮寫。血液所含有的膽固醇量。
※**LDL**　Low Denstity Lipoprotein（低密度脂蛋白）之縮寫。脂蛋白中的膽固醇含量特別多，因而稱之為**壞膽固醇**。

脂質代謝與藥物的作用點

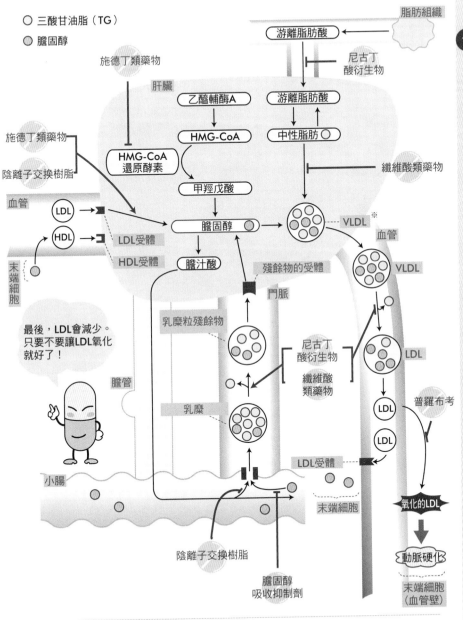

○ 三酸甘油脂（TG）

◐ 膽固醇

脂肪組織

游離脂肪酸

施德丁類藥物

尼古丁酸衍生物

肝臟

乙醯輔酶A

HMG-CoA

游離脂肪酸

施德丁類藥物

陰離子交換樹脂

HMG-CoA還原酵素

中性脂肪 ○

甲羥戊酸

纖維酸類藥物

血管

LDL

HDL

LDL受體

膽固醇 ◐

VLDL ※

血管

HDL受體

膽汁酸

殘餘物的受體

VLDL

末端細胞

門脈

最後，LDL會減少。只要不要讓LDL氧化就好了！

乳糜粒殘餘物

尼古丁酸衍生物

LDL

膽管

纖維酸類藥物

LDL

乳糜

普羅布考

LDL

LDL

LDL受體

小腸

末端細胞

氧化的LDL

陰離子交換樹脂

動脈硬化

膽固醇吸收抑制劑

末端細胞（血管壁）

※**VLDL** 請參考P64註解

施德丁類藥物便是能降低HMG-CoA還原酵素的作用的藥物。目前，施德丁類藥物是治療高脂血症的代表藥物。

❷ 陰離子交換樹脂

膽汁酸是由膽固醇所製得，其會進行重要的作用，而目的就是為了將脂質消化掉。一部分的膽汁酸在分泌出來之後，會再被吸收回去。因此，為了不使膽汁酸再被身體吸收，身體就會利用新的膽固醇來製造膽汁酸，也因此膽固醇值便會降低。此外，施德丁類藥物也能增加LDL受體的數目，因而促進身體對血液中的膽固醇的吸收。

陰離子交換樹脂是一種能用來吸附膽汁酸的藥物，讓膽汁酸不再被身體所吸收。

❸ 普羅布考（過氧化抑制劑）

LDL(壞膽固醇)會藉由存在於肝細胞或末端組織細胞的**LDL受體**而進入細胞內。然而，家族性高膽固醇症※患者卻因為沒有這種受體，所以LDL並無法進入這類患者的細胞裡面，因此會造成高脂血症。

普羅布考是一種藥物，其能降低家族性高膽固醇症患者的LDL。從這點來看，普羅布考可以「不透過LDL受體就能促進 LDL氧化」，能使膽固醇更容易異化※成膽汁酸——普羅布考被認定具有降低 LDL的效果。此外，普羅布考也被認定具有抑制膽固醇合成的作用。

❹ 膽固醇吸收抑制劑

腸道裡有食物以及膽囊分泌的膽汁，而當食物及膽汁都含有膽固醇時，膽固醇抑制劑能抑制腸道對於其中的膽固醇的吸收，因此能降低膽固醇值。小腸裡有種名為cholesterol transproter的蛋白質，此蛋白質會促使小腸吸收腸道裡的膽固醇。而**膽固醇抑制劑**的主要功能便在於抑制此蛋白質的作用，所以能使血液中的膽固醇濃度降低。話説回來，膽固醇抑制劑的這種抑制效果其實是不明顯的。最具代表的藥物是依折麥布。

※**家族性高膽固醇症** 從雙親身上遺傳到造成膽固醇過高的基因，因而引發高膽固醇症。
※**異化** 分解有機物和無機物而獲得能量，能引發ATP的合成反應。

施德丁類藥物和陰離子交換樹脂的作用機制

一般情況下，膽固醇與膽汁酸的作用

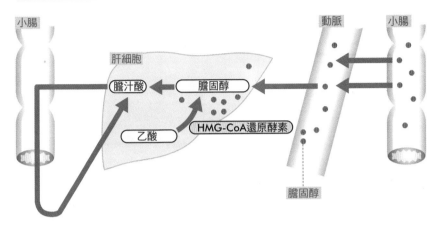

服用藥物後，膽固醇與膽汁酸的作用

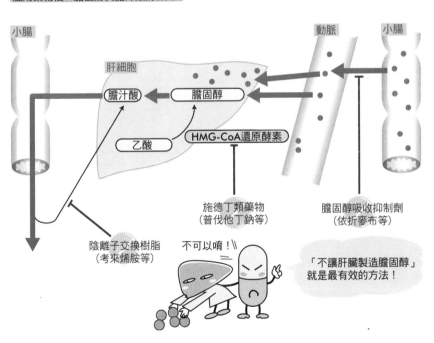

▓ ▒ 降低三酸甘油脂的主要藥物 ▓ ▒

❶ 纖維酸類藥物

脂質難溶於水，所以會以脂蛋白的形式在血液中移動。**脂蛋白**[※]依比重可分為**乳糜粒、乳糜粒殘餘物、VLDL**[※]、**IDL**[※]、**HDL**[※]等。

乳糜粒是從飲食攝取而來的脂蛋白，其主要成分為**三酸甘油脂（中性脂肪）**。雖然乳糜粒在**脂蛋白分解酵素**分解之後會變回「乳糜粒殘餘物」這種蛋白質，但此時三酸甘油脂的量卻已經減少了。纖維酸類類藥物可藉由活化脂蛋白分解酵素而降低三酸甘油脂。此外，三酸甘油脂除了可以從飲食獲得之外，也可以由體內的膽固醇進行合成，而纖維酸類類藥物則會阻礙這個反應的進行，使血液中的三酸甘油脂減少。

除了上述的功能外，纖維酸類類藥物也具有增加**HDL（好膽固醇）**的功效，這是藉由促進**去輔基蛋白**的合成而產生的效果。去輔基蛋白會與飲食中的脂肪相互結合，並以三酸甘油脂的型態從腸道移至血液當中。

❷ 尼古丁酸衍生物

雖然尼古丁酸衍生物的效果比纖維酸類類藥還弱，但仍然有降低三酸甘油脂的效果。其降低三酸甘油脂的方法主要是「利用減少脂肪組織所釋出的游離脂肪酸來阻礙肝臟合成三酸甘油脂」。除此之外，尼古丁酸衍生物也能抑制消化管中的膽固醇及三酸甘油脂的吸收。

※**脂蛋白**　　為了讓脂質能溶於血液，膽固醇或中性脂肪會與蛋白質或磷脂質結合成微小粒子。這微小粒子就稱為脂蛋白，其蛋白質部份則稱為去輔基蛋白。

※**VLDL**　　Very Low Denstity Lipoprotein（極低密度脂蛋白）之縮寫。

※**IDL**　　Intermediate Denstity Lipoprotein（中間密度脂蛋白）之縮寫。

※**HDL**　　High Denstity Lipoprotein（高密度脂蛋白）之縮寫。其能清除血管內皮所囤積的膽固醇，抑制動脈硬化，因此有「**好膽固醇**」之稱。

1-5 青光眼的治療藥物

若能使造成眼壓上升的房水量減少，就能使眼壓降低。減少房水量時，要是能抑制房水的產生或是促進房水的排出的話，就能達到效果了。

■ ■ 青光眼及其治療藥物 ■ ■

房水是在眼球中循環的液體，能提供營養給**水晶體**及**角膜**，也能維持壓力以保持眼球的形狀。房水由**睫狀突上皮細胞**產生，並從後房流至前房，再從所謂的Schlemm管與**後方流出系統**(譯者註：指葡萄膜鞏膜途徑)流出去。

青光眼是房水過多所引起的疾病。房水增加會使眼壓長時間維持在高壓狀態，最後可能會失明。

青光眼可分為**狹角性青光眼**及**廣角性青光眼**兩種，前者為急性，故特別稱為**青光眼**發作，其發作時與未發作時所採用的治療藥物並不相同。

■ ■ 發作時的用藥 ■ ■

❶ 高滲透壓藥物

如果必須儘快降低眼壓，可以採用**利尿作用**[※]比較強的藥物。這當中也會利用高滲透壓藥物，此類藥物能把血液中的水分排出去，提高血液的滲透壓，使水分從血液移到眼部組職。因為水份減少，**玻璃體**的體積縮小，所以眼壓降低。這種藥物能抑制睫狀體上皮內的HCO_3^-[※]的生成，並減少房水的產生。

❷ 碳酸脫水酵素抑制劑

碳酸脫水酵素會利用眼部組織所產生的HCO_3^-來生成房水。因此，抑制這種酵素的活性，即可抑制房水的產生，而使眼壓降低，而且可將這種藥物稱為「碳酸脫水酵素抑制劑」，此類藥物也是一種利尿劑。

※**利尿作用**　指能「將水分排出體外以增加尿量」的作用。
※**HCO_3^-**　　重碳酸鹽離子

房水的流動與青光眼

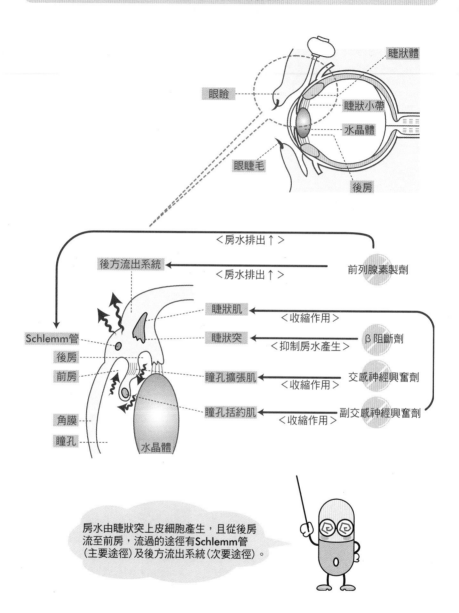

房水由睫狀突上皮細胞產生，且從後房流至前房，流過的途徑有Schlemm管（主要途徑）及後方流出系統（次要途徑）。

▨▨ 未發作時的用藥 ▨▨

❶ 副交感神經興奮劑

副交感神經興奮劑是一種能使瞳孔收縮的藥物，該藥物也能藉由刺激**乙醯膽鹼受體**而使睫狀肌進行收縮。透過睫狀肌的收縮，使房水排出途徑之一的Schlemm管產生擴張，因而促進房水排出，眼壓降低。

❷ β 阻斷劑

β 阻斷劑是常被拿來治療高血壓或心絞痛的藥物。將這種藥物當眼藥水來使用，能達到降低眼壓的效果。房水由睫狀突產生，其製造過程與 **β 受體**有關。因此，若能阻斷睫狀突的 β 受體，就能減少房水的產生了。

❸ 交感神經興奮劑

交感神經系統的 **α 受體**具有抑制房水產生的功能，而 **β $_2$受體**則有促進房水排出的功能。因此，若是交感神經受到刺激，房水量便會減少，而使眼壓降低。然而，因為效果並不顯著，所以經常會合併使用其他的藥物。

❹ 前列腺素製劑

Schlemm管是排出房水的常見途徑，至於在與房水排出有關的其他部位方面，其中一項就屬於後方流出系統的**葡萄膜鞏膜途徑**。前列腺素製劑能促進房水由此途徑流出，以降低眼壓。

青光眼主要治療藥物的作用

分　類	一般名	抑制房水產生	促進房水排出	玻璃體的體積縮小
高滲透壓藥物	D-甘露醇(D-mannitol) 異山梨醇(isosorbide) 濃甘油(glycerine)	○		○
β 阻斷劑	馬來酸嘺嗎洛爾(timolol maleate) 鹽酸卡替洛爾(carteolol hydrochloride) 鹽酸倍他洛爾（betaxolol hydrochloride）	○		
碳酸脫水酵素抑制劑	乙醯唑胺(acetazolamide)	○		
副交感神經興奮劑	鹽酸匹魯卡品(pilocarpine hydrochloride)		○	
交感神經興奮劑	鹽酸地匹福林(dipivefrine hydrochloride)	○	○	
前列腺素製劑	異丙基優諾普司通(isopropyl unoprostone)		○	

腎上腺素受體與房水的產生、排出的關係

	α 受體		β 受體	
	α_1	α_2	β_1	β_2
刺激	-	產生↓	產生↑	產生↑ 排出↑
阻斷	排出※↑	？	產生↓	產生↓

C-AMP↑　➡　產生↑ 排出↑
C-AMP↓　➡　產生↓

※與C-AMP無關，主要是透過降低細胞內的鈣離子

Column　　眼藥水也會影響全身

　　治療青光眼的藥物大多屬於自律神經系統方面的藥物。人體對眼藥水的吸收量雖然不多，但藥水卻會流遍全身。因此，不能忽視長期使用所造成的影響。特別是氣喘、糖尿病或心臟病患者，更是必須多加注意。

1-6 白內障的治療藥物

用奎諾物質抑制水晶體的蛋白質變性，便能阻止白濁產生。

■ ■ ■ 白內障及其發生因素 ■ ■ ■

白內障是一種「患者人數隨著年齡的增加而增加」的疾病。這種「不容易看清楚」的症狀都是由類似眼睛中的鏡片——**水晶體**——變混濁所致。

針對白內障的發生原因，**醌式學說**認為與**奎諾**物質有關。水晶體內有容易溶於水的蛋白質(**晶體蛋白**)，除此之外，胺基酸也會被代謝掉。然而，一旦此種代謝機能異常，胺基酸便會轉變成奎諾物質。而且，如果奎諾物質與晶體蛋白結合的話，晶體蛋白就會變成白濁的物質了，這就是醌式學說的論點。

不過，最近「因為氧化而引起蛋白質變性」的**氧化學說**則是比醌式學說更為流行。

■ ■ ■ 比麗明點眼液 ■ ■ ■

比麗明點眼液是根據醌式學說所開發出來的藥物。此藥會搶先與晶體蛋白結合，因而能抑制代謝異常所產生的奎諾物質與晶體蛋白的結合，所以能阻止晶體蛋白發生變性。

■ ■ ■ 還原型穀胱甘胺酸 ■ ■ ■

水晶體中有99%是蛋白質和水，此外也有些許其他的成份。在白內障的誘發因素方面，針對這些成分的變化，已經出現不同於醌式學說的學說。其中，「**穀胱甘胺酸**」就是特別受到強調的成份。「穀胱甘胺酸不就是維持水晶體透明的重要物質嗎？」——還原型穀胱甘胺酸正是根據這項觀點所開發出來的藥物。

醌式學說

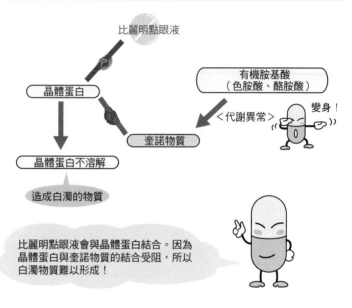

比麗明點眼液會與晶體蛋白結合。因為晶體蛋白與奎諾物質的結合受阻，所以白濁物質難以形成！

氧化學說

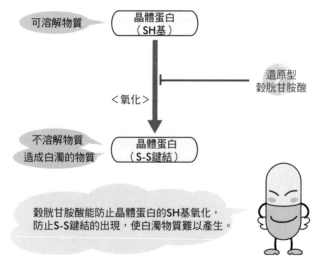

穀胱甘胺酸能防止晶體蛋白的SH基氧化，防止S-S鍵結的出現，使白濁物質難以產生。

一般來說，水晶體會因為光線而出現氧化現象，而穀胱甘胺酸則有能避免過氧化反應的功能。也就是說，穀胱甘胺酸能防止「水晶體中的可溶性蛋白質的SH基[※]藉由氧化還原反應產生**S-S鍵結**[※]，而造成蛋白質的不溶解現象」（**氧化學說**）。一旦蛋白質的SH基產生S-S鍵結，白濁就會產生，因此還原型穀胱甘胺酸必須阻止S-S鍵結的產生，讓蛋白質不溶解的現象不會出現。

而且，還原型穀胱甘胺酸與水晶體的膜構造的穩定有關，其原本就會在水晶體內進行合成。因此，透過讓這層膜穩定，便或多或少能防止水晶體內的各種物質產生變化。

▓ ▓ ▓ 唾液腺激素藥 ▓ ▓ ▓

唾液腺激素藥屬於口服藥劑，能夠抑制老化。目前認為服用唾液腺激素藥或多或少能阻止水晶體內的成分產生變性。

我們都知道，白內障患者的水晶體內的**鈣離子**濃度比較高。因為唾液腺激素藥能降低血液中的鈣離子濃度。所以，單從這點來看，唾液腺激素藥對治療白內障來說或許有效！鈣離子的濃度一旦增加，便會使分解蛋白質的酵素（**Carbyne**）受到活化，而使同樣是蛋白質的晶體蛋白遭到分解。晶體蛋白一旦遭到分解，白濁就產生了。此時，如果能降低鈣離子濃度，就能抑制白內障的發生。

白內障的主要治療藥物

分　類	一般名
醌式學說	比麗明點眼液(pirenoxine)
氧化學說	還原型穀胱甘胺酸(Glutathione (Reduced type))
	唾液腺激素藥

※**SH基**　　sulfhydryl group (硫氫基)之簡稱。
※**S-S鍵結**　disulfide （雙硫鍵）之簡稱。

1-7 非類固醇類消炎藥 (NSAIDs)

要抑制前列腺素的產生,只要抑制環氧合酶(COX)的作用即可。

■■ 與疼痛、發燒、發炎有關的前列腺素作用 ■■

我們在日常生活中所經歷的病痛都與各種物質密切關係。我們都知道,其中的❶疼痛、❷發燒、❸發炎都與所謂的**前列腺素**有關。我們先試著整理一下前列腺素的相關症狀。

❶疼痛

前列腺素不是引發強烈疼痛的物質(**引起疼痛的物質**)。引起疼痛的最常見的物質為「**血管舒緩激酶**」。那麼,「前列腺素為什麼與疼痛有關係呢?」,原因就在於「前列腺素會使引起疼痛的物質的作用增強」。也就是說,即使引起疼痛的物質再怎麼稀少,如果有前列腺素的話,疼痛感便會加強。因此,如果前列腺素能減少,疼痛就能獲得減輕。

❷發燒

腦部的**下視丘**具有能調節體溫的部位,而前列腺素則有能將下視丘的預設溫度(set point)調高的功能。因此,一旦前列腺素增加,體溫便會上升,因而引起發燒。當前列腺素減少時,預設的溫度則會降低,因而能退燒。換句話說,因為預設的溫度降低,使血管能擴張散熱,所以體溫就會降下來。

❸ 發炎

前列腺素正是能引起發炎的一種**發炎介質**。現在，我們就以「能引起發炎的各種化學物質會增加血管**通透性**」的觀點，來說明引起發炎的過程。因為前列腺素會增強血管的通透性，所以只要減少前列腺素，便能降低血管的通透性，達到抑制發炎的效果。

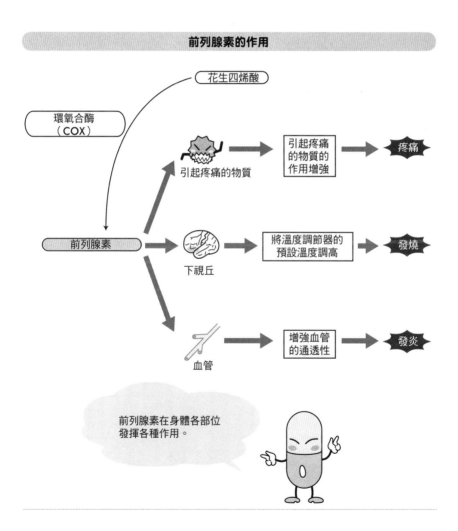

前列腺素的作用

前列腺素在身體各部位發揮各種作用。

■ ■ ■ 非類固醇類消炎藥(NSAIDs) ■ ■ ■

阿斯匹靈是為了抑制前列腺素的合成而開發出來的非類固醇類消炎藥（NSAIDs[※]）。前列腺素是由花生四烯酸所生成的，其生成過程需要**環氧合酶（COX）**酵素。因此，只要能抑制環氧合酶，就無法合成前列腺素了，而非類固醇類消炎藥便是具有這項作用的藥物。

這解釋起來有點複雜。我們知道環氧合酶可分成兩種，分別稱為**COX-1**與**COX-2**。COX-1存在於體內的各個部位，而COX-2則主要產生於發炎部位，而且這兩者的作用也有所差異，如右圖所示，只有COX-2能產生與發炎有關的前列腺素。

主要的非類固醇類消炎藥物

分　類			一般名
烯醇酸類	昔康類		美洛昔康(meloxicam) 氯諾昔康(lornoxicam) 安吡昔康(ampiroxicam)
羧酸類	芳基 醋酸類	異噁唑醋酸類	莫苯唑酸(mofezolac)
		吡喃醋酸類	依托度酸(etodolac)
		奈類	萘丁美酮(nabumetone)
		吲哚醋酸類	吲哚美辛法尼醋(indometacin farnesil) 舒林酸(sulindac)
		苯醋酸類	雙氯芬酸鈉(diclofenac sodium)
	丙酸類		扎托布洛芬(zaltoprofen) 普拉洛芬(pranoprofen) 洛索洛芬鈉(loxoprofen sodium) 酮洛芬(ketoprofen) 布洛芬(ibuprofen)
	芬那酸類（鄰胺基苯甲酸類）		甲芬那酸(Mefenamic Acid)
	柳酸類		乙醯柳酸(acetylsalicylic acid)（阿斯匹靈） 二鋁酸(dialuminate)
鹼性（非酸性）	苯并噻唑啉酮類		鹽酸噻拉米特(tiaramide hydrochloride)

※ **NSAIDs**　Non-Steroidal Anti-Inflammatory Drugs (非類固醇類消炎藥)之縮寫。
※**花生四烯酸**　為不飽和脂肪酸，是一種必須脂肪酸。

　　使用能抑制環氧合酶的藥物的話，會不斷引發**腸胃不適**，這經常是能強化胃黏膜的前列腺素的減少所致。換句話說，腸胃不適就是COX-1受到抑制而引發的副作用。因此，如果想要改善發炎症狀，最好是抑制COX-2。近來上市的非類固醇類消炎藥雖然仍會對COX-1造成些許影響，但也已經是盡力只針對COX-2來產生作用了。

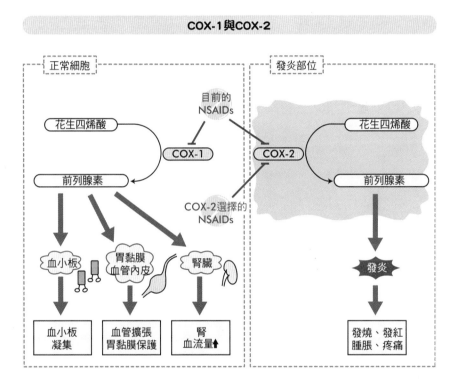

COX-1與COX-2

如果要舒緩發炎、發燒、疼痛等症狀的話，只要抑制COX-2就行了！

前列腺肥大的治療藥物

當前列腺的肥大造成尿道緊縮時，只要將前列腺縮小或將尿道擴張的話就能改善尿道緊縮的現象了。

▨ ▨ 前列腺肥大及其治療藥物 ▨ ▨

據說，七十歲左右的男性有百分之七十患有前列腺肥大症。患有這種疾病的人會出現尿流微弱、頻尿及排尿後仍有餘尿感等症狀。這是尿道或膀胱受到隨著年齡增長而肥大的**前列腺**[※]的壓迫和刺激的結果。

其主要治療用藥有以下三種：

▨ ▨ 縮小肥大的前列腺的藥物(抗雄性激素) ▨ ▨

為何前列腺會隨著年齡的增長而肥大呢？隨著年齡增長，男性會減少**雄性激素**的合成。另一方面，由於男性也有合成**雌性激素**的能力，所以隨著年齡增加，男生反而會增加雌性激素的合成。這麼一來，雄性激素與雌性激素就失去平衡了。

雄性激素與**前列腺細胞**有密切的關係。一般認為，雄性激素減少，就會使雄性激素受體增加，而且與雄性激素密切相關的前列腺細胞會大量吸收雄性激素，因而引起包圍尿道的**前列腺上皮細胞**進行增殖，導致前列腺肥大。

前列腺肥大起因於「吸收了雄性激素」。為了阻礙這個吸收過程，便可以用抗雄性激素將肥大的前列腺縮小。如右圖所示，抗雄性激素能藉由阻礙雄性激素(二氫睪固酮等)與細胞的受體結合，而使肥大的前列腺縮小。

※**前列腺**　位於膀胱下方，是一個包圍在尿道周圍的器官，其能分泌用來形成精液的前列腺液。

抗雄性激素的作用機制

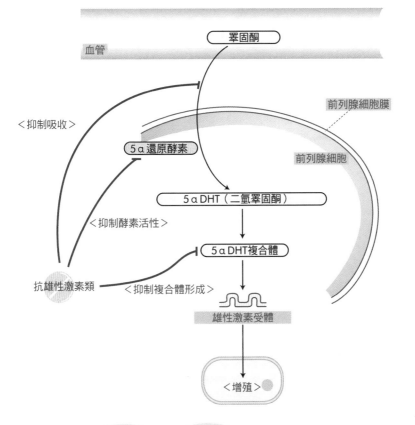

血管

睪固酮

＜抑制吸收＞

前列腺細胞膜

5α還原酵素

前列腺細胞

5α DHT（二氫睪固酮）

＜抑制酵素活性＞

5α DHT複合體

抗雄性激素類　＜抑制複合體形成＞

雄性激素受體

＜增殖＞

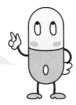

前列腺因吸收大量的雄性激素
而肥大。所以，只要抑制雄性
激素的作用，就可以把肥大的
前列腺縮小囉！

▨▨ 擴張緊縮的尿道的藥物 ▨▨

有前列腺肥大症時，最明顯感覺到的症狀就是「尿液因所通過的通道狹窄而引起的**排尿困難**」的現象。尿道或膀胱有大量的 $α_1$**受體**，此受體一旦受到刺激，便會導致這些組織的平滑肌進行收縮。

$α_1$阻斷劑能抑制 $α_1$受體受到刺激，所以能直接使尿道擴張，改善排尿困難的症狀。

α 阻斷劑的作用

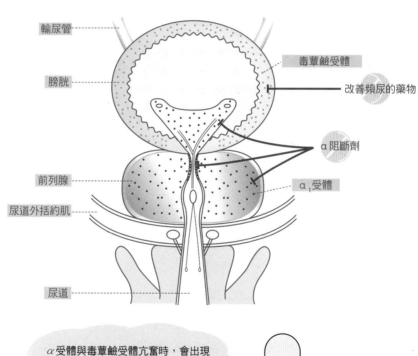

輸尿管

膀胱

毒蕈鹼受體

改善頻尿的藥物

α 阻斷劑

前列腺

$α_1$受體

尿道外括約肌

尿道

$α$受體與毒蕈鹼受體亢奮時，會出現頻尿或排尿困難的現象喔！

▓ ▓ ▓ 改善頻尿的藥物 ▓ ▓ ▓

前列腺肥大患者一定非常在意「尿不太出來而必須一直跑廁所」的**頻尿**症狀。這種情況被歸因於膀胱容量減少所致。鹽酸服拉沃塞特則是一種能將膀胱擴大以增加膀胱容量的藥物。

除此之外，膀胱受到的刺激增加時，也會引發頻尿症狀(膀胱過動症)。這時可以使用鹽酸奧昔布寧、鹽酸丙哌維林或酒石酸托特羅定來處理。膀胱收縮是由於膀胱平滑肌的**毒蕈鹼受體**受到**乙醯膽鹼**刺激所致。因此，如果能夠「避免乙醯膽鹼從膀胱的神經末端游離出來」，或是「藉由阻斷毒蕈鹼受體接受乙醯膽鹼而引起的膀胱平滑肌的收縮」的話，就能緩和膀胱所受到的強力刺激了。

毒蕈鹼受體有幾種亞型，目前已釐清的五種如下表所示。阻斷M_1受體便能抑制乙醯膽鹼的游離；而阻斷M_3受體則能抑制膀胱平滑肌的收縮。

毒蕈鹼受體的亞型

亞型	分布	機能
M_1	腦、腺體、交感神經節	記憶、學習
M_2	心臟、平滑肌、腦	平滑肌收縮、負性頻率作用
M_3	平滑肌、腺體、腦	唾液分泌、膀胱收縮
M_4	腦	-
M_5	腦、眼	-

Column　歌頌人生的男性宿命

前列腺肥大最容易發生在擁有哪種人生的人的身上呢？。據說，就是那些常吃西餐、高學歷、高收入以及性生活美滿的人。

乙醯膽鹼針對膀胱平滑肌所進行的作用以及改善頻尿的藥物的作用機制

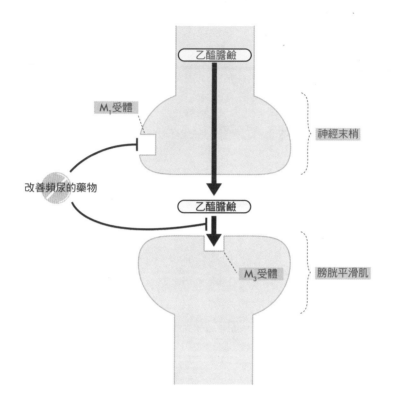

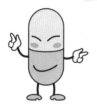

只要不讓乙醯膽鹼
與毒蕈鹼受體結合
就可以了！

Level

2

稍加思索一下便 能理解的藥物！

「明明學到中途還能夠理解，之後卻無法持續
下去」的情形常發生在任何事物上，而且在藥理
方面也是如此。「內容起初還能理解，但中途就開
始困難了起來，所以就變得無法理解了」——像這
樣的藥，我想是存在的。

來！到這裡挑戰看看這種等級的藥吧！

2-1 糖尿病的治療藥物

糖尿病的治療會根據病患類型而採取不同的治療方式，如「恢復胰臟的胰島素分泌功能」、「改善胰島素的反應力」、「直接施予胰島素」等方式。

■■ 糖尿病及其治療藥物 ■■

糖尿病是葡萄糖代謝異常所引發的疾病，如果置之不理的話，會引起**視力下降、失明、腎臟不適、周圍神經失調**等傷害，造成日常生活的不便與困難。而且，在病狀發展到這種程度之前，幾乎沒有自覺的症狀，所以病情是在不知不覺中惡化的，並且在經過10～15年後才會發現原來自己已經罹病多年了。類似的情況十分常見。

一方面為了預防併發症的產生，一方面則為了抑制病情加重，因此在治療糖尿病時，會利用口服藥或注射藥等各種方法來控制**血糖**。治療糖尿病所使用的藥物種類繁多。

■■ 口服劑 ■■

❶ 硫醯尿素類(SU類)

胰臟的胰島素的分泌功能下降，會導致處理糖時所需的激素——**胰島素**無法分泌出來，這是導致糖尿病的一項原因。基本上，這就表示胰臟已經處於疲憊的狀態了。

人類在很久以前就使用能強制胰臟分泌胰島素的藥物了。硫醯尿素類的代表藥物是格列本脲。這種藥物會作用於胰臟中被稱為**胰島**的 β 細胞的部位，增加與胰島素分泌有關的細胞的**鈣離子含量**，進而促進胰島素的分泌。

糖尿病治療藥物的作用點

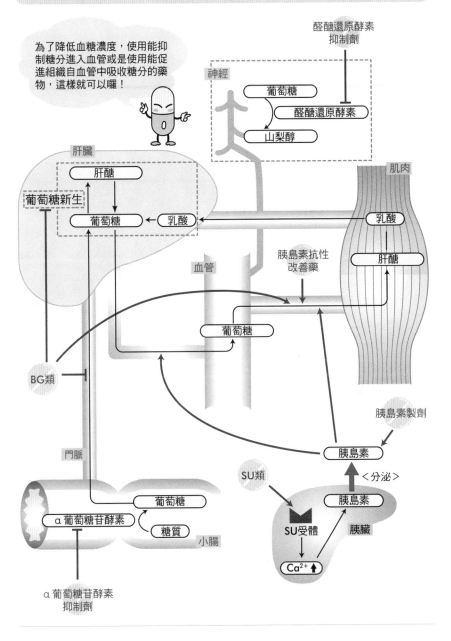

為了降低血糖濃度，使用能抑制糖分進入血管或是使用能促進組織自血管中吸收糖分的藥物，這樣就可以囉！

醛醣還原酵素抑制劑

神經

葡萄糖

醛醣還原酵素

山梨醇

肝臟

肝醣

葡萄糖新生

葡萄糖 ← 乳酸

肌肉

乳酸

肝醣

胰島素抗性改善藥

血管

葡萄糖

BG類

胰島素製劑

門脈

胰島素

SU類

葡萄糖

α葡萄糖苷酵素

糖質

小腸

胰島素

SU受體

胰臟

<分泌>

Ca²⁺ ↑

α葡萄糖苷酵素抑制劑

2-1

糖尿病的治療藥物

除了上述功能外，硫醯尿素類的藥物也具有下列功能(雖然這些方面的作用力比較弱)：

> (A) 增強肌肉吸收葡萄糖的作用。
> (B) 抑制肝臟釋放葡萄糖。

❷ 雙胍類(BG類)

雙胍類雖然沒有類似硫醯尿素類的那種強制促進β細胞分泌胰島素的功能，但一般認為其能與下列功能互相組合，顯示其具有降低血糖值的功能。

> (A)抑制肝臟中肝醣被分解為葡萄糖的反應（葡萄糖新生）。
> (B)抑制腸道對糖分的吸收。
> (C)改善胰島素的反應力，促進葡萄糖的吸收。

❸ 胰島素抗性改善藥

有時，許多案例顯示「雖然胰島素的分泌量未大幅度降低，血糖卻無法獲得控制」。在這種案例中，經常會發現胰島素的效能處於不佳的狀態，此現象稱為「發生**胰島素抗性**」。此現象常見於肥胖患者，而進食過量、缺乏運動、年齡增長等也是重要的影響因素。

雖然有人提出「**TNF-α**[※]增加的話，胰島素受體對胰島素的反應會變得困難」以及「**PPAR$_2$**[※]的促進脂肪細胞分化的物質之效用會變弱」等，皆是引發此現象的原因，但卻仍有無法完全了解的部份。

目前認為，胰島素抗性改善藥可能是藉由「抑制TNF-α的作用」以及「提高PPAR$_2$的活性」的方式來改善胰島素的反應力。

※**TNF-α**　Tumor Necrosis Factor-α 的簡稱。其擁有能抑制胰島素受體基質的酪胺酸磷酸化的作用。
※**PPAR$_2$**　peroxisome proliferators activated receptor的簡稱。其為脂肪細胞核內的調控轉**錄**因子。

α 葡萄糖苷酵素抑制劑的效果

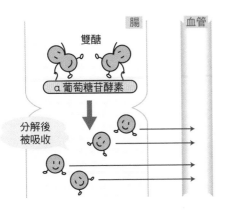

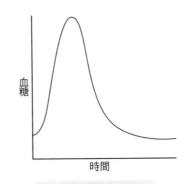

正常的糖吸收模式之
血糖值的變動

施以藥物之後

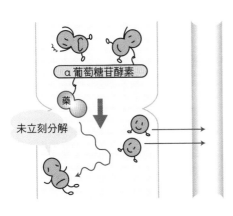

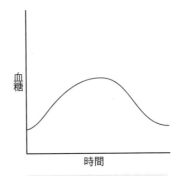

使用 α 葡萄糖苷酵素抑制劑
之血糖值的變動

藉由將進食之後急速上升的血糖抑
制下來，以抑制血糖值的高峰值。

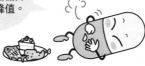

❹ α葡萄糖苷酵素抑制劑

食物在腸內的吸收現象與各式各樣的物質有關，名為「**α葡萄糖苷酵素**」的酵素，便是其中的一項物質。首先，糖會被唾液分解為像蔗糖那樣的**雙醣**，接著便藉由存在腸道裡的所謂的α葡萄糖苷酵素分解為**葡萄糖**，然後才會被吸收。也就是說，食物的吸收是利用「雙醣與α葡萄糖苷酵素相互結合而產生葡萄糖」的方式促進腸子進行吸收的。

由於α葡萄糖苷酵素抑制劑跟蔗糖一樣都屬於雙醣的型態，所以如果在進食前就先服用了α葡萄糖苷酵素抑制劑的話，α葡萄糖苷酵素抑制劑便會先與α葡萄糖苷酵素進行結合。換句話說，因為施予了α葡萄糖苷酵素抑制劑的緣故，所以和蔗糖結合的α葡萄糖苷酵素就會變少。因此，雙醣要轉變成更容易吸收的葡萄糖的所需時間就要更久了。最終結果就是，因為糖可以緩慢地被人體吸收，所以便能抑制進食之後血糖值的急劇上升。這對先前所提及的併發症的預防來說，是相當重要的唷！

❺ 醛醣還原酵素抑制劑

在糖尿病的併發症方面，**周圍神經失調**也屬於早期（如未接受治療１０年左右）發作的病症。以下將說明此種病症：糖尿病的病情一旦加重，身體就會變得無法妥善處理**葡萄糖**[※]，因此身體便會將葡萄糖改以類似**山梨醇**[※]的形式進行儲存。該山梨醇會造成細胞**浮腫**[※]，因而造成神經組織失調。

目前認為，醛醣還原酵素抑制劑會藉由「抑制與山梨醇的形成有關的**醛醣還原酵素的活動**」的方式來降低山梨醇的量，以抑制神經失調的惡化。

※**葡萄糖**　單糖的一項代表，也稱作**glucose**。
※**山梨醇**　將葡萄糖還原後所獲得的一種糖醇。也稱作sorbit或葡糖醇。具甜味，應用於食品添加物等方面。
※**浮腫**　即『水腫』。

醛醣還原酵素的作用

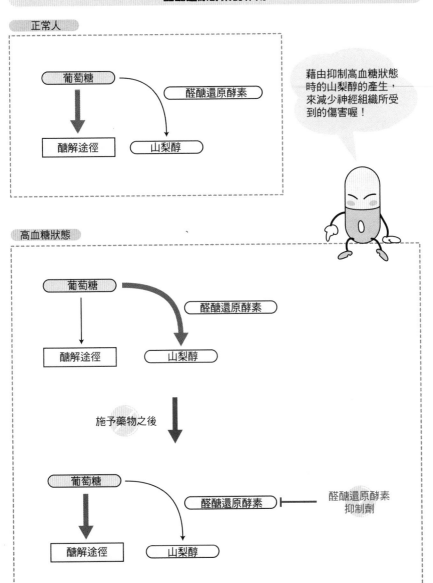

正常人

葡萄糖 → 醛醣還原酵素

葡萄糖 → 醣解途徑

葡萄糖 → 山梨醇

藉由抑制高血糖狀態時的山梨醇的產生，來減少神經組織所受到的傷害喔！

高血糖狀態

葡萄糖 → 醛醣還原酵素

葡萄糖 → 醣解途徑

葡萄糖 → 山梨醇

施予藥物之後

葡萄糖 → 醛醣還原酵素 — 醛醣還原酵素抑制劑

葡萄糖 → 醣解途徑

葡萄糖 → 山梨醇

▨▨ **注射劑** ▨▨

❶ 胰島素製劑

胰島素是由86個胺基酸所組成的單鏈結構，其為前胰島素經切斷而形成的。如下表所示，胰島素有各式各樣的功能，但主要與**葡萄糖代謝**有關。

「胰島素從血管中吸收糖分」的這種機制有點複雜。簡單來說，如下所述：胰島素在與存在於肌肉及脂肪組織等的胰島素受體結合之後，細胞內用來運送糖的載體便會增加。這種載體會移動至細胞膜，並頻繁地進行葡萄糖的吸收，結果就造成了血糖值的降低。

除此之外，用來降低血糖的其他的藥理作用也包括「活化醣解途徑※以促進糖的分解」，或者是「促進肝臟中的肝醣合成以促成糖的儲藏，進而降低血糖值」等。

胰島素的作用

臟器	促進（上升）	抑制（下降）
肝臟	肝醣合成 葡萄糖的利用 蛋白質合成	肝醣分解 葡萄糖新生
脂肪組織	糖吸收 肝醣合成 脂肪合成 蛋白質合成	脂肪分解
肌肉	糖、胺基酸吸收 葡萄糖的利用 肝醣合成 蛋白質合成	蛋白質分解
血液	丙酮酸、乳酸	血糖 血清鉀 無機磷(酸鹽)

> 胰島素這種激素並不是只有降低血糖的功能唷！

※**醣解途徑**　指葡萄糖的代謝，是一種從碳水化合物（醣類）產生能量的作用。

❷ 胰島素製劑的兩種使用方法

糖尿病患者分為兩種類型。一種患者僅是胰臟的胰島素分泌能力降低，如果加以刺激，便可能分泌胰島素，此類型稱之為「**2型**」。另一種患者則是胰臟『完全』或『幾近』喪失分泌胰島素的功能，此類型稱為「**1型**」。

在以前，胰島素製劑原則上只針對1型的患者來使用，目的是預防併發症的產生及惡化，所以使用胰島素製劑代替1型的糖尿病患者自己本身的胰臟來控制血糖。然而，現今積極對 2 型的糖尿病患者採用胰島素製劑來進行治療的情況，也逐漸增加。

2 型的糖尿病是指胰臟因疲憊而導致的胰島素分泌功能下降的現象。因此，便出現「只要能讓疲憊的胰臟進行休息就行了」的治療觀點。根據這種觀點，便採用了施予胰島素製劑的方式，讓胰島素製劑在進食時能儘量代替胰臟執行處理糖分的工作。如此一來，胰臟也就能在這段期間逐漸獲得康復了吧！這就是基於這種考量所衍生出來的治療方法。胰島素製劑約需使用 3～6 年左右，這種情況十分常見。

因為所有類型的糖尿病患者都開始用這種方式來應用胰島素製劑，所以糖尿病的分類方式便改以『1型』、『2型』來進行分類，至於以前的分類方式『胰島素依賴型』、『非胰島素依賴型』則變得毫無意義了。

| Column | 與中藥併用所產生的副作用 |

相信「中藥沒有副作用」的人似乎不少。但是，中藥也是藥，因此中藥也是有副作用的！

舉例來說，以前就曾發生過中藥與西藥合併使用而引發極危險的副作用的案例。大家務必謹慎小心中西藥的併用問題！干擾素和小柴胡湯併用就是一個有名的例子。該案例中所引發的副作用就是「間質性肺炎[※]」。

※**間質性肺炎**　發生在肺部間質組織的發炎疾病，具致命性且不易治療。

2-2 心臟衰竭的治療藥物

如果能減輕心臟的負擔，就能改善心臟的功能。而要減輕心臟負擔的話，只要使動脈及靜脈擴張就可以了。

■■ 心臟衰竭及其治療藥物 ■■

心臟衰竭並不是病名，而是用來表示「身為幫浦的心臟正處在力量不足的狀態」的用語。心臟既然有來自經年累月的負擔而形成的心室肥大，以及因此伴隨而來的心臟衰竭的狀況，當然也有類似突然心肌梗塞而造成的心肌壞死並導致心臟衰竭的案例。不論是哪種狀況，心臟衰竭一旦出現，接著就會出現呼吸困難、水腫等症狀，使身體變得不健康。

■■ ACE抑制劑 ■■

對於心臟衰竭來說，第一線藥物是能「藉由減輕心臟負擔，以期待心臟功能恢復」的藥物。為了盡量不造成心臟負擔，像是「減少流回心臟的血液量」以及「不需要強大的力量就可以將血液從心臟送出去」等等，都是重點。為了達到這樣的目的，「把**靜脈**及**動脈**加以擴張」是有效的辦法。

「把靜脈加以擴張」，能夠增加靜脈內的血液儲存量，減少流回心臟的血液量。如此一來，心臟就能用比較少的次數來達成「將回流的血液轉變為含氧量豐富的血液，並將血液再度送往全身」的工作，因此便能減輕心臟的負擔。

流回心臟的血液會經由肺再流回心臟，並由左心室送往動脈。此時，如果動脈狹窄的話，為了能將停留在左心室的血液送出去，所以必須耗費很大的力量。相反地，如果能「把動脈加以擴張」的話，那麼用比較少的力量就可以將同樣的血液量從左心室送出去了。這個方式同樣也能減輕心臟的負擔。

擴張靜脈以減輕心臟負擔，稱為「**減少前負荷**」；擴張動脈以減輕心臟負擔，則稱為「**減少後負荷**」。

減少前負荷及後負荷的作用

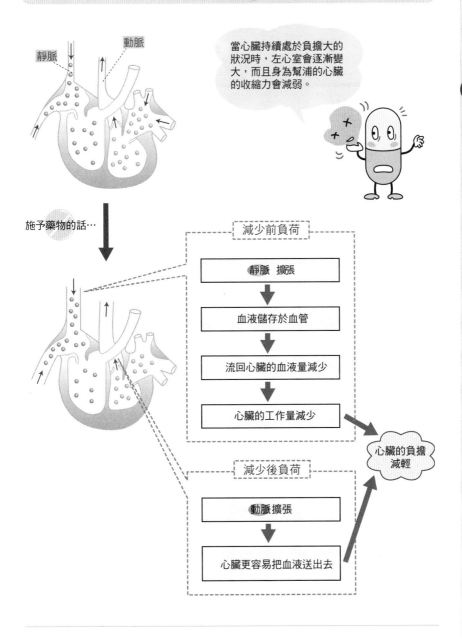

靜脈　動脈

當心臟持續處於負擔大的狀況時，左心室會逐漸變大，而且身為幫浦的心臟的收縮力會減弱。

施予藥物的話…

減少前負荷

靜脈　擴張

血液儲存於血管

流回心臟的血液量減少

心臟的工作量減少

減少後負荷

動脈 擴張

心臟更容易把血液送出去

心臟的負擔減輕

ACE抑制劑以及**血管收縮素受體阻斷劑（ARB）**就是為了發揮這種功能而經常使用的降血壓藥物[※]。目前，這種藥已經成為心臟衰竭治療藥的基本用藥了。

▦▦ 毛地黃 ▦▦

心臟的肌肉（心肌）當然也是心臟收縮力的來源。心肌細胞膜平時**鉀離子**會進入細胞內，並相對地將鈉離子釋放出來。**毛地黃**能抑制心肌的這種作用。也就是說，如果施以藥物的話，就能夠增加心肌內的鈉離子。

心肌同時也會在其他部位釋放出**鈣離子**及吸收鈉離子。但是，在施予毛地黃後，由於心肌內的鈉離子會增多，所以鈣離子就無法被釋放出去，最終造成心肌內的鈣離子變多。如此一來，心肌的收縮力就能夠增強[※]。

▦▦ 兒茶酚胺 ▦▦

「增加心肌內的**鈣離子**，心臟收縮力便會增強」，這件事我們已經說明過了。使鈣離子增加的其中一種方法就是「開啟吸收鈣離子的窗口（**鈣離子通道**）」。想要開啟鈣離子通道的話，只要增加**激酶**這種酵素即可；而想要增加激酶的話，則只要增加**C-AMP**這種物質即可；至於為了增加C-AMP，則只要刺激心肌的 **β₁受體**就可以了。

刺激心肌的 β₁受體的藥物，稱為兒茶酚胺，舉例有鹽酸多巴胺、鹽酸多巴酚丁胺等等。

▦▦ 磷酸二酯酶抑制劑 ▦▦

增加C-AMP，就能增強心臟的收縮力。為了增加C-AMP，有個方法是：抑制「會分解C-AMP的**磷酸二酯酶**(一種酵素)」的作用。鹽酸奧普力農及米力農等就具有這種功能。

[※]**降血壓藥物**　參照2-3
[※]**…能夠增強**　參照附錄1。

▣ ▣ ▣ 利尿劑 ▣ ▣ ▣

　　水腫是心臟衰竭的一項症狀。水腫的症狀可藉由利尿劑而獲得改善。用了利尿劑之後，血管內流通的血液量便會減少，並減少身為幫浦的心臟的工作量，減輕心臟負擔。

毛地黃的作用機制

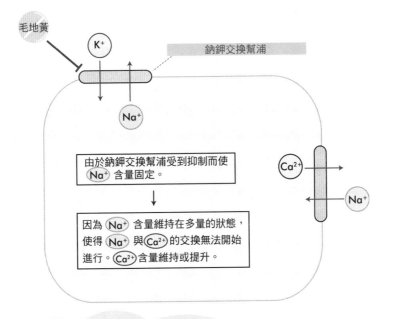

毛地黃

K^+

鈉鉀交換幫浦

Na^+

由於鈉鉀交換幫浦受到抑制而使 Na^+ 含量固定。

因為 Na^+ 含量維持在多量的狀態，使得 Na^+ 與 Ca^{2+} 的交換無法開始進行。Ca^{2+} 含量維持或提升。

Ca^{2+}

Na^+

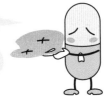

將心肌細胞內的 Ca^{2+} 離子濃度增加，就可以提升心臟的收縮力了。未施予毛地黃時，Na^+ 會因鈉鉀交換幫浦的作用而減少，如此一來，為了補充 Na^+，細胞內的 Ca^{2+} 與細胞外的 Na^+ 便開始進行交換，並造成細胞內的 Ca^{2+} 減少，導致心臟收縮力的減弱。

能使C-AMP增加的藥物之作用與效果

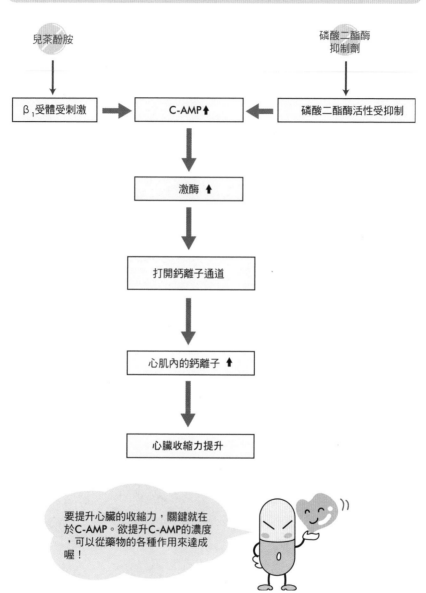

兒茶酚胺

磷酸二酯酶
抑制劑

| β₁受體受刺激 | → | C-AMP↑ | ← | 磷酸二酯酶活性受抑制 |

激酶 ↑

打開鈣離子通道

心肌內的鈣離子 ↑

心臟收縮力提升

要提升心臟的收縮力，關鍵就在於C-AMP。欲提升C-AMP的濃度，可以從藥物的各種作用來達成喔！

心臟衰竭的主要治療藥物

分類		一般名
減輕心臟的負擔	ACE抑制劑	甦甲丙脯酸(captopril) 馬來酸依那普利(enalapril maleate)
	ARB	洛沙坦鉀(losartan potassium)
	利尿劑	喃苯胺酸(furosemide) 螺內酯(spironolactone)
	利尿多胜肽	卡培立肽(carperitide)
	β阻斷劑	卡維地洛(carvedilol)
增強心臟的收縮力	毛地黃製劑	地高辛(digoxin) 甲基地高辛(methyldigoxin) 海蔥次苷(proscillaridin)
	兒茶酚胺	鹽酸多巴胺(dopamine hydrochloride) 鹽酸多巴酚丁胺(dobutamine hydrochloride) 多卡巴胺(docarpamine)
	磷酸二酯酶抑制劑	鹽酸奧普力農(olprinone hydrochloride) 米力農(milrinone) 氨力農(amrinone)

Column

β阻斷劑屬於心臟衰竭的禁忌用藥，如今卻使用於心臟衰竭的治療！

『用藥禁忌』是用藥時必須注意的一項要點。換句話説，就是「符合某項用藥禁忌條件的人，就必須禁用該項禁忌條件所適用的藥物」。

對於心臟衰竭的患者來説，β阻斷劑就是一項禁忌，因為β阻斷劑會造成心臟的收縮力減弱。如果將β阻斷劑用在像心臟衰竭的這種心臟功能差的人身上，便會使該患者心臟的功能更加衰落。

但是，近來β阻斷劑卻開始用在心臟衰竭的治療方面了，這是源自於「輕微的心臟衰竭是心臟疲憊所引起，所以要讓心臟休息很重要」的想法。也就是説，目前認為「藉由β阻斷劑可以讓心臟不會工作過度，使心臟能夠獲得復原」。在心臟衰竭治療方面，所使用的卡維地洛是屬於β阻斷作用較弱的藥物。

2-3 高血壓的治療藥物

目前並沒有徹底根治高血壓病因的藥物。利用擴張血管或是減緩血流的方式，可以讓血壓下降，但如果生活習慣不改善的話，仍然是無法改善造成高血壓的體質的。

■■ 高血壓及其治療藥物 ■■

「因血液等的影響而對血管內側產生的壓力」就是所謂的「**血壓**」。如果長期持續高壓的話，顯然會使生活產生各種令人困擾的病狀。高血壓會為生活帶來羈絆，這是可以確定的事。因此，經判斷為「血壓值高」的情況時，不論自己是否感覺到因血壓高而出現的症狀，都必須接受治療。

因為擔心「一旦服用了降血壓的藥物之後，就必須一生持續服用」而不想要吃藥的人很多。確實如此，如果只依賴藥物控制血壓的話，就會變成那種結果。因此，高血壓患者不單要做到把血壓降低，也必須要在生活、運動及食物療法等方面進行合併治療。用來控制血壓的藥物種類相當多，103～104頁是具代表性的降血壓藥物。

■■ 鈣離子拮抗劑（鈣離子通道阻斷劑）■■

血管的肌肉層是由**平滑肌**所組成的，具有收縮與舒張的能力。平滑肌一旦收縮，血管便會收縮，造成血壓上升。相反地，當平滑肌舒張的時候，血管便會擴張，造成血壓下降。

這種收縮舒張的作用是平滑肌細胞中的**鈣離子**[※]的進出所產生的。在平滑肌的細胞膜上有稱之為**鈣離子通道**的入口，一旦鈣離子自鈣離子通道闖入血管細胞，Ca^{2+} 的濃度就會上升，血管便會收縮。因此，只要阻礙鈣離子通道，使鈣離子難以進入血管細胞內，便能使血管的收縮變得困難，而血壓也就不會升高了。

※**鈣離子** 與作為營養成份的鈣毫無關係。

鈣離子拮抗劑的作用機制

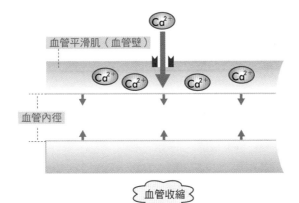

血管平滑肌（血管壁）

血管內徑

血管收縮

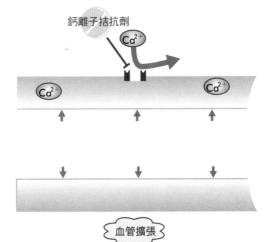

鈣離子拮抗劑

血管擴張

藉由阻止 Ca^{2+} 流入血管平滑肌細胞，造成血管擴張，就能使血壓下降唷！

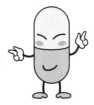

具有類似這種作用的藥物就稱之為鈣離子拮抗劑。

▓▓▓ **ACE抑制劑** ▓▓▓

　　人的血管會受到各種物質影響而產生收縮與擴張的現象。血管收縮素Ⅱ就是其中一項物質。當**血管收縮素Ⅱ**增加的時候。血管會收縮，造成血壓上升。血管收縮素Ⅱ的產生方式如右圖所示。在這個過程中，**血管收縮素轉換酵素(ACE)**扮演著重要的角色。此外，這種酵素亦會發揮快速分解血管舒緩激酶的作用，而血管舒緩激酶則具有降低血壓的功能。

　　因此，只要抑制ACE的作用，就能讓血管收縮素Ⅱ不再產生，而血管舒緩激酶也就不會被分解，使血壓往降低的方向進行。擁有這種功能的藥物就稱為「ACE抑制劑」。特別的是，又因為 ACE抑制劑具有保護腎臟的功能，所以經常會應用於合併有糖尿病的患者身上。

▓▓▓ **血管收縮素受體阻斷劑（ARB）** ▓▓▓

　　血管收縮素Ⅱ與**血管收縮素受體**相互結合，即能發揮使血管收縮的效果。因此，即使是在血管收縮素Ⅱ存在的情況下，只要能阻斷血管收縮素受體，就能使血管收縮素Ⅱ的作用無法發揮。擁有這種功能的藥物就叫做「血管收縮素受體阻斷劑（ARB）」。

　　但是，話說回來，我們已知血管收縮素受體有兩種，而且這兩種受體分別對血管進行相反的作用。稱之為血管收縮素Ⅰ受體的受體（**AT_1**）一旦受到血管收縮素Ⅱ的刺激，就會使血管收縮而造成血壓上升。 與此相反地，稱之為血管收縮素Ⅱ受體的受體（**AT_2**）在接收到同樣的刺激之後，則會造成血壓下降。因此，與阻斷兩方受體的方法比起來，採用只要阻斷AT_1的方法的話，就能使血壓更為下降。

　　像這樣，主要是只阻斷AT_1的ARB便稱為「**AT_1拮抗劑**」。

ACE抑制劑與ARB的作用機制

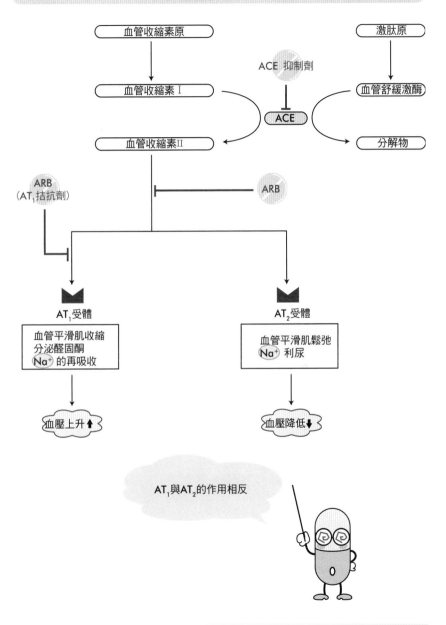

▨ ▨ ▨ β 阻斷劑 ▨ ▨ ▨

　　為了降低血壓，除了可以將血管擴張之外，也可以把心臟幫浦的力量減弱，以減少血液的流量。

　　為了減弱幫浦的力量，阻斷心臟的 **β 受體**是個有效的※方法。用藥物將 β 受體阻斷了之後，血管在一開始會暫時收縮。但是，由於心臟幫浦的力量變弱，所以並沒有足夠的血液流向周邊血管，因此周邊血管為了讓血液能夠流入，便出現了反射性的擴張現象。結果，由於周邊血管擴張的緣故，血壓降低的效果就更明顯了。擁有這種作用的藥物就稱之為 β 阻斷劑。

β 阻斷劑的降血壓效果

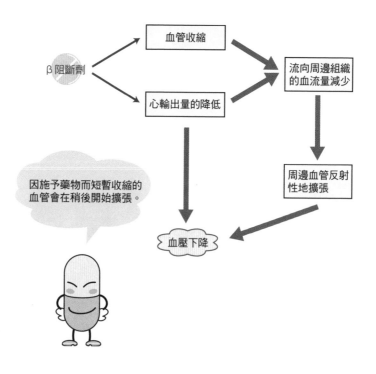

β 阻斷劑 → 血管收縮 → 流向周邊組織的血流量減少

β 阻斷劑 → 心輸出量的降低 → 流向周邊組織的血流量減少

流向周邊組織的血流量減少 → 周邊血管反射性地擴張

心輸出量的降低 → 血壓下降

周邊血管反射性地擴張 → 血壓下降

因施予藥物而短暫收縮的血管會在稍後開始擴張。

※…**有效的**　參照3-8

▓▓ 利尿劑 ▓▓

就結果來看，β阻斷劑減弱了心臟幫浦的力量，減少了循環血液量，以致達到降低血壓的效果。要減少循環血液量還有另一種方法，那就是使用利尿劑。

利尿劑的作用主要在於讓**遠端腎小管**中的**鈉離子**(其與血壓上升相關)不會被「**再吸收**」，藉此發揮降低血壓的功效。當鈉離子被「再吸收」的時候，會連水分也一同被吸入血管當中。因此，只要抑制鈉離子的「再吸收」的話，水分就不會被吸入血管當中，而循環血液量也就會因此減少。如此一來，血壓就會降低。

利尿劑的降壓效果

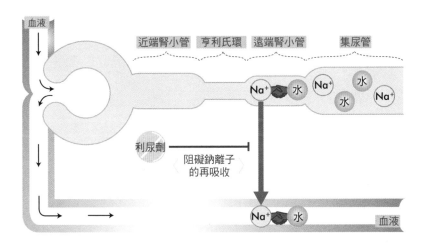

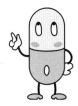

因為流向血管的水與鈉離子的「再吸收」受到抑制，所以往集尿管的水分量與鈉離子的含量就增加了喔！

■■■ **α 阻斷劑** ■■■

位於血管平滑肌的 **α 受體**一旦受到刺激，血管便會進行收縮，導致血壓上升。因此，只要阻斷 α 受體，特別是 α₁受體的話，血管便會擴張，使血壓下降。**α₁阻斷劑**就是那些特別只針對 α₁受體進行阻斷且能達到強烈的阻斷效果的藥物。

■■■ **其他** ■■■

到目前為止，所提到的都是經常實際用於臨床的藥物。但是，在這些藥物當中，也有無法完全控制住血壓的案例。因此，也有針對這種情況所使用的藥物。雖然這類藥物不常使用，但仍介紹一些給各位認識。

甲基多巴或鹽酸可樂定等，稱為「**α₂興奮劑**」，α₂興奮劑會利用刺激中樞神經系統的 α₂受體來達到抑制周邊交感神經的效果。由於 α₂受體跟 α₁受體的功能相反，因此，刺激 α₂受體與阻斷 α₁受體所呈現的效果是一樣的。

Column　　**ISA（內因性交感神經刺激作用）是什麼？**

在 β 阻斷劑的分類上，經常以有無 **ISA**※這個作用作為分類的基準。

基本上，β 阻斷劑具有抑制交感神經的功能，而 ISA 的意思就是『具有相反的功能，即使作用力微弱』。只有在某種刺激交感神經的力量產生時，ISA 才會展現與其對抗的力量（β 阻斷作用）。相反地，在交感神經沒有受到刺激的寧靜時刻，ISA 對 β 受體的刺激反而是少了許多。臨床上，如果 β 阻斷劑具有 ISA 作用的話，則使用 β 阻斷劑時常出現的心搏過緩現象（脈搏異常變慢）便很難發生。

另一方面，沒有 ISA 的 β 阻斷劑則展現出「不論有無出現刺激交感神經的力量，都能發揮 β 阻斷作用」的特性。

※**ISA**　Intrinsic sympathomimetic activity（內因性交感神經刺激作用）的簡稱。

高血壓的主要治療藥物

分類		一般名
利尿劑	噻嗪類	氫氯塞治(hydrochlorothiazide) 三氯噻嗪(trichlormethiazide) 泌排特(benzyl hydrochlorothiazide)
	類似噻嗪類的藥物	美替克崙(meticrane) 吲達帕胺(indapamide) 氯噻酮 (chlortalidone) 美夫西特(mefruside)
	環類	呋喃苯胺酸(furosemide)
	保鉀型利尿劑	螺內酯(spironolactone) 氨苯蝶啶(triamteren)
β 阻斷劑	β₁非選擇性ISA（－）	鹽酸普萘洛爾(propranolol hydrochloride) 納多洛爾(nadolol) 吲哚洛爾(pindolol) 尼普地洛(nipradilol) 鹽酸替利洛爾(tilisolol hydrochloride)
	β₁非選擇性ISA（＋）	鹽酸茚諾洛爾(indenolol hydrochloride) 鹽酸卡替洛爾(carteolol hydrochloride) 吲哚洛爾(pindolol) 鹽酸布尼洛爾(bunitrolol hydrochloride) 硫酸噴布洛爾(penbutolol sulfate) 丙二酸波吲洛爾(bopindolol malonate)
	β₁選擇性ISA（－）	阿替洛爾(atenolol) 富馬酸比索洛爾(bisoprolol fumarate) 鹽酸倍他洛爾(betaxolol hydrochloride) 鹽酸貝凡洛爾(bevantolol hydrochloride) 酒石酸美托洛爾(metoprolol tartrate)
	β₁選擇性ISA（＋）	鹽酸醋丁洛爾(acebutolol hydrochloride) 鹽酸塞利洛爾(celiprolol hydrochloride)
鈣離子拮抗劑		苯磺酸氨氯地平(amlodipine besylate) 阿雷地平(aranidipine) 鹽酸依福地平(efonidipine hydrochloride) 西尼地平(cilnidipine) 鹽酸尼卡地平(nicardipine hydrochloride) 尼索地平(nisoldipine) 尼群地平(nitrendipine) 硝苯地平(nifedipine) 尼伐地平(nilvadipine)

高血壓的主要治療藥物（接續前頁）

分類	一般名
鈣離子拮抗劑	鹽酸巴尼地平(barnidipine hydrochloride) 非洛地平(felodipine) 鹽酸貝尼地平(benidipine hydrochloride) 鹽酸馬尼地平(manidipine hydrochloride) 阿折地平(azelnidipine) 鹽酸地爾硫卓(diltiazem hydrochloride)
ACE抑制劑	巰甲丙脯酸(captopril) 馬來酸依那普利(enalapril maleate) 阿拉普利(alacepril) 鹽酸地拉普利(delapril hydrochloride) 西拉普利(cilazapril) 賴諾普利(lisinopril) 鹽酸貝那普利(benazepril hydrochloride) 鹽酸咪達普利(imidapril hydrochloride) 鹽酸替莫普利(temocapril hydrochloride) 鹽酸喹那普利(quinapril hydrochloride) 群多普利(trandolapril) 培哚普利特丁胺鹽(perindopril erbumine)
ARB	洛沙坦鉀(losartan potassium) 坎地沙坦西來替昔酯(candesartan cilexetil) 纈沙坦(valsartan) 替米沙坦(telmisartan)
α_1阻斷劑	鹽酸哌唑嗪(prazosin hydrochloride) 鹽酸布那唑嗪(bunazosin hydrochloride) 鹽酸特拉唑嗪(terazosin hydrochloride) 烏拉地爾(urapidil) 甲磺酸多沙唑嗪doxazosin mesilate)
$\alpha\beta$阻斷劑	鹽酸氨磺洛爾(amosulalol hydrochloride) 鹽酸阿羅洛爾(arotinolol hydrochloride) 卡維地洛(carvedilol) 鹽酸拉貝洛爾(labetalol hydrochloride)
α_2興奮劑	鹽酸可樂定(clonidine hydrochloride) 甲基多巴(methyldopa) 醋酸胍那苄(guanabenz acetate) 鹽酸胍法辛(guanfacine hydrochloride)

2-4 消化性潰瘍的治療藥物

在消化管黏膜組織有種幽門螺旋桿菌，這種幽門螺旋桿菌會使黏膜弱化。不論是抑制胃液的分泌也好或是強化黏膜也罷，如果不將幽門螺旋桿菌予以根除，消化性潰瘍是無法徹底治好的喔！

■ ■ 何謂消化性潰瘍 ■ ■

消化性潰瘍是一種出現於黏膜的圓形病變，這種疾病特別容易產生於胃及十二指腸。關於致病原因有各式各樣的觀點，近來最有力的觀點是「**幽門螺旋桿菌**這種細菌是造成消化性潰瘍的原因」。

■ ■ 除菌療法 ■ ■

幽門螺旋桿菌無法在pH4以下的酸性環境生存。因此，他們會用胃裡的尿素所製造出來的鹼性的氨來中和胃酸，以製造出接近中性的環境好讓自己能生存下來。除此之外，他們還會在黏膜細胞釋放毒素及製造間隙，或是用其他的方法破壞黏膜表面，使**胃液**從該處滲入，因而引發胃炎或潰瘍。

經檢查而發現這種細菌之後，便會施予**抗生素**治療，這點跟感染症的處理情況相同。具有根除幽門螺旋桿菌效能的抗生素治療用藥主要有盤尼西林類的安莫西林及巨環類的克拉黴素。

具有根除幽門螺旋桿菌效果的非抗生素類藥物

分類	一般名
質子泵抑制劑	奧美拉唑(omeprazole) 蘭索拉唑(lansoprazole) 雷貝拉唑(rabeprazole)
抗毛滴蟲藥物	甲硝唑(metronidazole)
收斂劑	次硝酸鉍(bismuth subnitrate)

施予抗生素後所回報的痊癒案例雖然達到了90％以上，但也有一部分出現了細菌抗藥性的現象。另外，除了抗生素外，前一頁表格裡所列的藥物也具有根除幽門螺旋桿菌的功效。

▓ ▓ ▓ 攻擊因子抑制藥物 ▓ ▓ ▓

雖然**胃液**是pH1～2的強酸，但是黏膜卻能夠承受這種環境。然而，一旦因為某些原因，例如幽門螺旋桿菌及**壓力**等等，而導致黏膜的承受能力減弱時，黏膜就會受到胃液這種強酸的侵害，並導致潰瘍產生。

遇到這種情況時，可以利用抑制胃液分泌的方式以減少黏膜所受到的刺激，讓黏膜能夠再生，達到治癒的效果。抑制胃液分泌主要有下列❶～❹項的藥物可供使用。另外，由於第❺項的制酸劑能降低胃液的pH值，因此也將其列入這個分類項目當中。

❶ H$_2$阻斷劑

胃液的分泌雖有三種方式，但以肥大細胞(mast cell)所產生的**組織胺**所參與的方式為主。

組織胺與過敏反應有關，也與胃液分泌有關。考慮到過敏反應與胃液分泌有各自不同的受體，所以對於受體的分類方式也不同：與過敏反應有關的受體為**H$_1$受體**，而與胃液分泌有關的受體則為**H$_2$受體**。因此，如果利用H$_2$阻斷劑來阻止組織胺與胃壁上的H$_2$受體進行結合的話，就能夠有效地抑制胃液分泌。

❷ 抗胃泌素藥物

胃泌素這種激素也會與胃壁上的胃泌素受體結合，並促進胃液的分泌。除此之外，胃泌素也會促進組織胺進行胃液分泌的作用。就抑制胃液分泌來說，利用抗胃泌素藥物來抑制胃泌素的作用，也是一項有效的方式。

攻擊因子抑制藥物的作用點

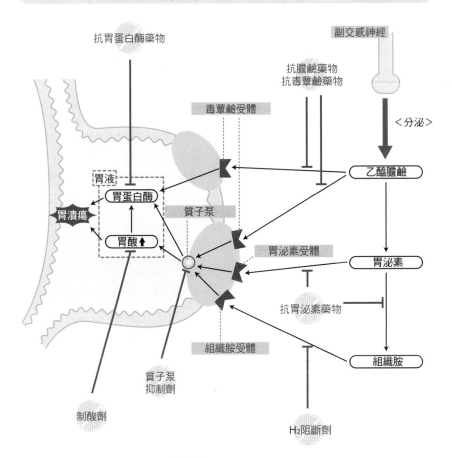

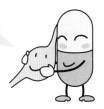

胃液是胃壁細胞上的質子泵所分泌的喔！也就是說，只要能抑制與此有關的流程的話，就不會有多餘的胃液分泌出來囉！

❸ 抗膽鹼藥物、抗毒蕈鹼藥物

副交感神經受到刺激之後會分泌一種稱之為「乙醯膽鹼」的物質。這個物質會被各種組織吸收，使組織產生各種不同的反應。當乙醯膽鹼結合於胃壁的**毒蕈鹼受體**時，會促使胃液分泌，也會更加活化胃泌素的作用能力。

用來抑制乙醯膽鹼分泌的藥物稱為「抗膽鹼藥物」；用來阻斷毒蕈鹼受體與乙醯膽鹼結合的藥物則稱為「抗毒蕈鹼藥物」。在臨床上，「抗膽鹼藥物」與「抗毒蕈鹼藥物」用來當**鎮痛藥**[※]使用的情況比用來當抗潰瘍藥的情況還多。

❹ 質子泵抑制劑（PPI）

❶～❸的胃液分泌促進作用最終會傳到稱之為「**質子泵**」的組織，使質子泵分泌胃液。

因此，只要能將分泌胃液的相關機制的最後這個階段的作用給抑制住，就能最有效地抑制胃液的分泌。擁有這種功能的藥物便稱作「質子泵抑制劑」，其抑制胃液分泌的能力是最強的。

❺ 制酸劑

即使胃酸分泌出來了，只要能將胃酸中和的話，還是能降低胃酸對胃壁的侵害。以制酸劑來說，目前所使用的是乾燥氫氧化鋁膠片等弱鹼性的藥物。但是，如果太偏向鹼性的話，反而又會促進胃液分泌。不同的制酸劑有不同的作用時間。

▓ ▓ 防禦因子增強藥物 ▓ ▓

一旦變成消化性潰瘍時，如果不從根本將受損的黏膜修復的話，潰瘍是無法痊癒的。此時，該藥物是否能使病患的胃壁戰勝胃酸就變得十分重要了。

為了發揮戰勝胃酸的力量，就必須使用具有下列功能的藥物：

※**鎮痛藥**　抑制胃腸痙攣性疼痛的藥物。

❶ 覆蓋保護作用

具有覆蓋保護作用的防禦因子增強藥物會在黏膜的病灶上製造一層宛如面紗般的**保護膜**，此保護膜可以發揮抗潰瘍的效果。此類藥物會與病灶部位的蛋白質相互結合，進而發揮黏膜保護作用，因此，此類藥物必須在空腹時服用。代表藥物為硫糖鋁。

❷ 肉芽形成促進作用

具肉芽形成促進作用的防禦因子增強藥物能促進組織修復，並直接作用於黏膜本身，進而發揮效果。代表藥物為尿囊素鋁。

❸ 黏液分泌促進作用

對膜的防禦而言，**黏液**是不可或缺的。具黏液分泌促進作用的防禦因子增強藥物能促進黏液旺盛分泌，發揮防禦作用。黏液是由膜的表面所分泌的，黏液不會被酸溶解，因此可發揮保護膜的能力。代表藥物為替普瑞酮。

❹ 胃黏膜血液循環促進作用

具胃黏膜血液循環促進作用的防禦因子增強藥物能促進胃黏膜的血液循環。胃的黏膜分佈著宛如網眼般的細密血管。而胃壁細胞則從被運送過來的血液裡獲得養分，並製造出新的細胞。因此，藉由促進血液循環的方式可讓受損的胃壁漸漸復原。代表藥物為鹽酸西曲酸酯。

❺ 前列腺素作用(細胞保護作用)

防禦因子增強藥物具有「前列腺素作用」，能進行與「**前列腺素**」相同的作用，兩者對於胃黏膜的保護都很重要。「服用鎮痛藥的話，胃會變差。」，這種說法是來自於「鎮痛藥會減少前列腺素生成」的緣故。前列腺素不只與疼痛及發炎有關，其對於胃黏膜的保護也有重要的影響。
前列腺素有保護黏膜的能力，能使黏膜免於酸性、鹼性、乙醇或熱水等傷

害，這種能力就稱為「**細胞保護作用(cytoprotection)**」。在前列腺素中，前列腺素E$_1$也擔負著保護細胞的任務。此外，前列腺素也具有抑制胃液分泌的功效，但前列腺素的此種功效較弱。

防禦因子增強藥物的功能

宛如面紗般覆蓋住產生潰瘍的病灶

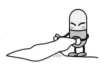

加速修復產生潰瘍的病灶。

促進黏膜旺盛分泌，以保護病灶。

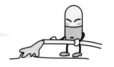

促進黏膜的血液循環，以強化黏膜。

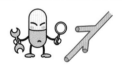

製造能調節黏膜的前列腺素，
或是直接施予前列腺素。

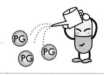

所使用的藥物能提高胃黏膜的
再生能力唷！

消化性潰瘍的主要治療藥物

分類			一般名
除菌療法	抗生素	盤尼西林類	安莫西林(amoxicillin)
		巨環類	克拉黴素(clarithromycin)
	除了抗生素外，其他能根除幽門螺旋桿菌的藥物。	質子泵抑制劑	奧美拉唑(omeprazole) 蘭索拉唑(lansoprazole) 雷貝拉唑(rabeprazole)
		抗毛滴蟲藥物	甲硝唑(metronidazole)
		抗痙攣藥物	次硝酸鉍(bismuth subnitrate)
攻擊因子抑制藥物	胃液分泌抑制劑	H₂阻斷劑	喜美治定(cimetidine) 鹽酸雷尼替丁(ranitidine hydrochloride) 法莫替丁(famotidine) 鹽酸羅沙替丁(roxatidine hydrochloride) 尼扎替丁(nizatidine) 拉呋替丁(lafutidine)
		抗胃泌素藥物	丙穀胺(proglumide)
		抗膽鹼藥物	丁溴東莨菪鹼(scopolamine butylbromide)
		抗毒蕈鹼藥物	鹽酸哌崙西平(pirenzepine hydrochloride)
		質子泵抑制劑（PPI）	參照上方
	制酸劑		乾燥氫氧化鋁膠片 (dried aluminum hydroxide Gel)
防禦因子增強藥物	覆蓋保護作用		硫糖鋁(sucralfate)
	肉芽形成促進作用		尿囊素鋁(aldioxa)
	黏液分泌促進作用		替普瑞酮(teprenone)
	胃黏膜血液循環促進作用		鹽酸西曲酸酯(cetraxate hydrochloride)
	前列腺素作用		奧諾前列素(ornoprostil) 恩前列素(Enprostil)

Column   **喜歡黃色的人容易得潰瘍？**

『色彩療法』是一種利用顏色影響身心的治療方式。消化性潰瘍與壓力有密切的關係。在色彩療法中有這樣的說法：「喜歡黃色的人會使自己消極的一面影響到消化系統」。喜歡黃色的人似乎比較容易累積壓力唷！

把黃色的互補色─紫色融入生活是比較好的方法。原來，紫色薰衣草在芳香療法界大受歡迎也是因為人們認為紫色的薰衣草具有鎮靜及放鬆效果的緣故呢！

2-5 骨質疏鬆症的治療藥物

骨骼是鈣的儲藏庫。只要能夠做到「抑制鈣質從骨骼流失」或是「促進骨骼吸收鈣質」的話，骨骼就不會變得脆弱了。

骨質疏鬆症及其治療藥物

鈣在身體的各種部位，如循環系統、呼吸系統、消化系統、神經系統等，都擔任了重要的角色。因此，為了在鈣不足時能夠立即補充鈣，人體會預先將鈣儲存在骨骼當中。而且，盡可能的話，越新鮮的鈣越好，所以經常會進行汰換更新。這種汰換更新的現象就稱為**「骨骼重塑(remodeling)」**。

骨骼就是利用這種汰換更新的方式維生的，血管與神經也是如此。而所謂的「骨頭弱化」就是指更新汰換的現象沒有做到平衡。這種現象就如同銀行存款變少，亦即「提款比存款多」的意思。所以，骨質疏鬆症的治療就是要「抑制**破骨細胞**從骨骼中把鈣取走」或是「促進**造骨細胞**把鈣存進骨骼內」，能達到這個目標是最好的！此外，「從骨骼中把鈣取走」的現象稱為**骨溶蝕作用**，而「把鈣存進骨骼內」的現象則稱為**骨生成作用**。

鈣製劑

血液中的鈣濃度降低時，破骨細胞就會變得活躍，負責監視**血中鈣濃度**的是**副甲狀腺激素**。血液中的鈣濃度一旦降低，便會分泌這種激素，而破骨細胞的作用便會變得活躍，骨溶蝕作用因而旺盛地進行，其結果就是「骨骼鈣質流失」，造成骨頭弱化的現象。

攝取鈣製劑的話，能提升血液中的鈣濃度，使破骨細胞不容易進行活動，進而達到抑制骨溶蝕作用的效果。

骨骼重塑

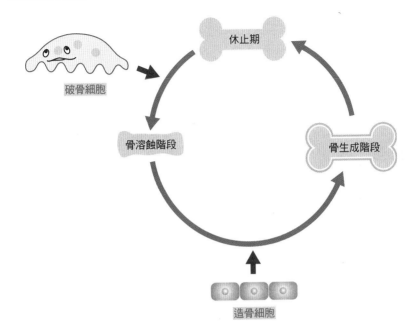

破骨細胞

休止期

骨溶蝕階段

骨生成階段

造骨細胞

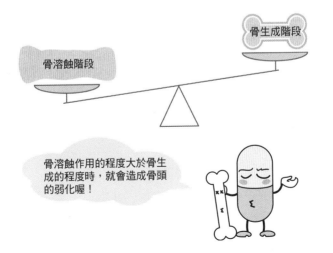

骨生成階段

骨溶蝕階段

骨溶蝕作用的程度大於骨生成的程度時，就會造成骨頭的弱化喔！

■■■ 活化型維生素D₃製劑 ■■■

　　為了提高血液中的鈣濃度，必須讓腸道自體外攝取鈣質。之所以常有「服用類固醇藥物會造成骨頭弱化」的說法，就是因為類固醇藥物主要會妨礙「腸道吸收鈣質的過程」的緣故。

　　活化型維生素D₃製劑具有促進腸道吸收鈣質以及提升血液中的鈣濃度的效果，換句話說，就是其能發揮「抑制骨溶蝕作用」的功能。但是，正如下表所示，此製劑的作用機制會依據給予劑量的不同而有所改變，這點必須注意！代表藥物有阿法骨化醇和骨化三醇。

活化型維生素D₃製劑的功能

一日施予量	作用機制
$0.25 \sim 0.5\,\mu g$	提高腸道吸收鈣質的效能
$0.75 \sim 1.25\,\mu g$	上述功能＋促進骨生成
$1.5 \sim 2.0\,\mu g$	促進骨骼代謝周轉亢進

■■■ 雌性激素(雌性激素製劑) ■■■

　　停經後的女性之所以常出現骨質疏鬆症的現象，簡單來說就是**雌性激素**減少的緣故。如右上圖所示，雌性激素主要有兩種作用，其中一種作用與骨骼的關係密切。

　　我們體內有一種所謂「**介白素**」的物質，這種物質能活化破骨細胞，因而能促進骨溶蝕作用。至於負責抑制該介白素的產生、抑制骨溶蝕作用以及保護骨骼健康者，正是雌性激素。所以，停經之後的女性由於雌性激素減少，使得介白素增加，造成破骨細胞活化，骨頭便會變得脆弱了，這種現象是再理所當然不過的了！

　　為了補充雌性激素的不足，所使用的正是雌性激素製劑！此外，因為雌性激素也有稍微促進骨生成的效果，所以其也能使骨骼更加堅固。

雌性激素的兩種作用

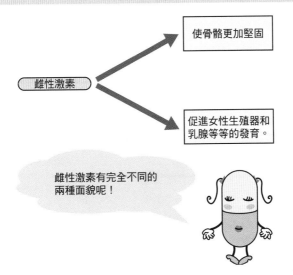

雌性激素 → 使骨骼更加堅固

雌性激素 → 促進女性生殖器和乳腺等等的發育。

雌性激素有完全不同的兩種面貌呢！

雌性激素與骨骼

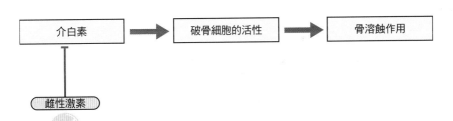

介白素 → 破骨細胞的活性 → 骨溶蝕作用

雌性激素

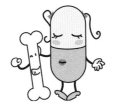

雌性激素能抑制介白素的產生，因此有降低骨溶蝕作用的效果唷！

▓▓ **SERM** ▓▓

　　SERM※雖然不是雌性激素，卻能發揮雌性激素在骨骼方面的功能，至於在子宮及乳腺等方面，SERM的功能則和雌性激素相反。SERM是一種相當便利的藥物。也就是説，SERM只對骨骼產生作用，並能降低致癌的風險。

　　這種藥物不具備雌性激素的結構，並不會對與性腺等相關的**雌性激素α受體**產生作用，而是會對存在於骨骼及動脈中的**雌性激素β受體**產生作用。目前臨床所使用的是鹽酸雷洛昔芬。

雌性激素藥與SERM的功能差異

分類	骨	子宮癌	乳癌
雌性激素	○	X	X
SERM	○	○	○

○ 好的效果
X 壞的效果

▓▓ **抑鈣激素製劑** ▓▓

　　甲狀腺會分泌**抑鈣激素**。血液中的鈣濃度上升時，抑鈣激素會分泌出來，並發揮其減少破骨細胞數量的功能。因此，目前已經有從鰻魚和鮭魚身上提煉出這種物質所製成的產品了。給予這種藥物的話，會抑制骨溶蝕作用，所以能使骨頭更加堅固。此藥也有鎮痛的功效，所以也適用於患有**骨痛**的人身上。

▓▓ **維生素K製劑** ▓▓

　　維生素K與血液凝固有關，所以十分有名，除此之外，維生素K與骨骼的關係也很密切。維生素K主要是具有促進骨生成的作用（雖然較為溫和）。此種作用是藉由使**骨鈣素**產生變化而產生的。

※**SERM**　　Selective Estrogen Modulator（選擇性雌性激素受體調節器）的簡稱。

■ ■ ■ 雙磷酸鹽類製劑 ■ ■ ■

骨骼及牙齒的主要成分是一種稱之為「**氫氧基磷灰石**」的物質，雙磷酸鹽類製劑會與氫氧基磷灰石結合，促進氫氧基磷灰石的形成並抑制其溶解。

這類藥物能察覺破骨細胞開始作用與否，也能強力抑制破骨細胞產生作用。換句話説，這類藥對於骨溶蝕作用有很強的抑制效果。其抑制破骨細胞活動的機制為：抑制骨骼與破骨細胞連接部位（**波狀緣**）的活動，而使鈣質無法自骨骼中流失。

■ ■ ■ 骨骼代謝改善藥物 ■ ■ ■

依普黃酮是牧草裡的一種成分，其進入體內後會降低破骨細胞的作用。而且，如果把依普黃酮和雌性激素合併使用的話，也有使抑鈣激素旺盛分泌的效果，就這點來説，依普黃酮也是具有促進骨頭強健的功效唷！

骨質疏鬆症的主要治療藥物

分類		一般名	功能	
			抑制骨溶蝕作用	促進骨生成
鈣製劑		L-天門冬氨酸鈣 (Calcium L-Aspartate) 葡萄糖酸鈣(calcium gluconate) 乳酸鈣	○	
活化型維生素D₃製劑		阿法骨化醇(alfacalcidol) 骨化三醇(calcitriol)	○	△
雌性激素		雌三醇(estriol) 結合型雌性激素	○	△
抑鈣激素製劑		鮭魚抑鈣激素(calcitonin salmon) 依降鈣素(elcatonin)	○	△
維生素K製劑		四烯甲萘醌(menatetrenone)	△	○
雙磷酸鹽類製劑		羥乙膦酸鈉(etidronate disodium) 阿崙膦酸鈉(水合物) (alendronate sodium hydrate) 利塞膦酸鈉(水合物) (risedronate sodium hydrate)	○	
其　他		依普黃酮(ipriflavone)	○	△
	SERM	鹽酸雷洛昔芬	○	△

雙磷酸鹽類製劑的作用機制

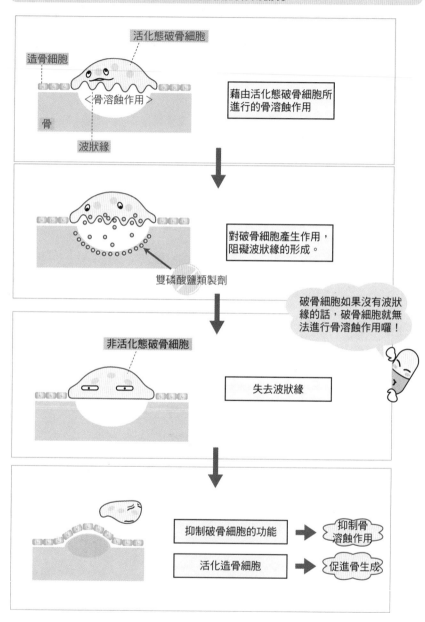

活化態破骨細胞

造骨細胞

<骨溶蝕作用>

骨

波狀緣

藉由活化態破骨細胞所
進行的骨溶蝕作用

雙磷酸鹽類製劑

對破骨細胞產生作用，
阻礙波狀緣的形成。

破骨細胞如果沒有波狀
緣的話，破骨細胞就無
法進行骨溶蝕作用囉！

非活化態破骨細胞

失去波狀緣

抑制破骨細胞的功能　➡　抑制骨
溶蝕作用

活化造骨細胞　➡　促進骨生成

2-6 甲狀腺疾病的治療藥物

藉由藥物調整體內T_3的量，可以使甲狀腺激素接近正常狀態。

■ ■ 甲狀腺疾病及其治療藥物 ■ ■

甲狀腺疾病大多屬於**自體免疫疾病**，目前仍未有能針對病根進行治療的藥物。因此，這是一種利用藥物來調整分泌機能，讓身體能維持正常狀況，以達到抑制疾病症狀的治療方法。

■ ■ 甲狀腺機能減退的治療 ■ ■

甲狀腺激素有四碘甲狀腺素（T_4）和三碘甲狀腺素（T_3）這兩種。雖然T_4的分泌量很明顯占了大多數，但是實際發揮效果的卻是T_3。T_4在進入細胞之後，會利用脫碘酵素來改變自己的形狀而由T_4變成T_3。之後，T_3會與位於核中的受體相互結合，積極地促進蛋白質的合成。

甲狀腺激素分泌不足時所採用的藥物目前有下列❶～❸這三種。這三種藥的作用方式各不相同。比起乾燥甲狀腺這樣的天然產物，在治療上，大多採用左甲狀腺素和碘塞羅寧這樣的合成製劑。

❶ 乾燥甲狀腺

乾燥甲狀腺為天然物質，其內含T_4及T_3。但是，有時候會因為內含物不純而引發過敏反應，發生的機率並不一定。

❷ 左甲狀腺素

左甲狀腺素是T_4製劑，其在體內會轉換成T_3而發揮功效。功效的產生需要數日，半衰期則有一週左右，因此服藥次數大多為一日一次即可。

❸ 碘塞羅寧

碘塞羅寧是T_3製劑，所以活性比T_4強，而且效果也較為立即。因為半衰期較短(僅一日)，所以一日兩次是基本的用藥方式。

■ ■ 甲狀腺機能亢進的治療藥物 ■ ■

甲狀腺激素的生成過量便稱為「**甲狀腺機能亢進**」，代表疾病為**巴西多氏病**[※]。治療藥物以能夠抑制甲狀腺激素的合成作用的藥物為主。

❶ 甲狀腺素合成抑制劑

為了讓身體能合成甲狀腺激素，進食的時候必須先攝取**碘化物**。碘化物會在體內進行濃縮，再由**過氧化酶**這種酵素將其轉變為**碘**。而碘則會進一步經過有機反應而成為T_3和T_4的原料，並以膠質的型態儲存於體內。

目前，被當成甲狀腺合成抑制劑來使用的丙硫氧嘧啶及甲巰咪唑有能力去抑制碘化物轉換成碘的過程。也就是說，其能阻礙參與此過程的過氧化酶的活性。然而，該類藥物固然會造成血液中的甲狀腺激素濃度降低，但也會因此而讓身體誤以為甲狀腺激素出現了不足的現象，導致**甲狀腺促進激素**的分泌亢奮，反而促進了甲狀腺的分泌作用。這種情況便造成部分用藥者出現甲狀腺激素數值不穩定的情況。此時，如果與T_3和T_4製劑組合使用的話，則可以讓甲狀腺促進激素不會因此而頻繁地進行作用。

除此之外，「身體會針對自己所製造的甲狀腺促進激素來產生抗體。由於該抗體會強烈地刺激甲狀腺，所以會使甲狀腺激素分泌過剩。」，這也被視為甲狀腺因受到刺激而使甲狀腺激素分泌過剩的原因，而這也就是所謂的「自體免疫疾病」。甲巰咪唑被認為具有抑制此種抗體產生的力量。

[※]**巴西多氏病**　由於甲狀腺自體抗體而使甲狀腺瀰漫性腫大的疾病。發病原因尚未清楚。會出現甲狀腺肥大、眼球突出、頻脈等症狀。

甲狀腺素合成抑制劑的作用機制

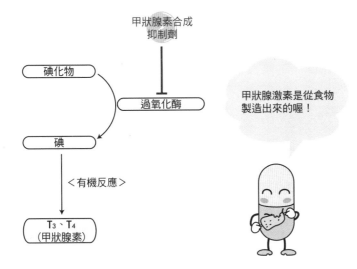

❷ 碘

雖然碘對甲狀腺素的合成來說是必要的，但如果大量施予的話，反而會導致來自甲狀腺的激素的分泌受到抑制，這點已經獲得了證實。只是這種作用並不持久，且會逐漸失去效果。對於因甲狀腺機能亢進而計畫進行手術的患者來說，經常會在手術前先施予碘。

甲狀腺疾病的主要治療藥物

分類		一般名
甲狀腺機能減退的治療藥物 (甲狀腺激素)		乾燥甲狀腺（T_3、T_4） 左甲狀腺素(levothyroxine)（T_4） 碘塞羅寧(liothyronine)（T_3）
甲狀腺機能亢進治療藥物 (抗甲狀腺藥物)	甲狀腺素合成抑制劑	甲巰咪唑(thiamazole) 丙硫氧嘧啶 (propylthiouracil)
		碘

2-7 心絞痛的治療藥物

心絞痛的治療用藥是由「預防心絞痛再度發作、保持冠狀動脈的功能、增加供氧」的藥物與「減輕心臟負擔、減少氧消耗量」的藥物所組成的。

■■■ 心絞痛及其治療藥物 ■■■

為了讓心臟的肌肉進行收縮運動，必須提供充足的氧和營養。而氧和營養的運輸補給管道便是稱之為「**冠狀動脈**」的血管。因此，該血管一旦出現狀況，心臟的功能便會下降，而且根據情況的不同，也可能會失去性命。這一類疾病稱為「**缺血性心臟病**」。心絞痛及心肌梗塞是缺血性心臟病的代表疾病。

220頁所列出的藥物即是治療心絞痛的主要用藥，其重點在於：增加心肌的供氧量，以及降低心肌的氧氣消耗量。為了增加氧氣的供給量，因此必須使冠狀動脈擴張，促進血液循環；另一方面，為了降低氧氣的消耗量，因此必須抑制心臟活動，減輕心臟負擔。為了減輕心臟負擔，則要減少前負荷和後負荷。

■■■ 前負荷及後負荷 ■■■

關於前負荷及後負荷，雖然2-2心臟衰竭的地方已經說明過了，但我們在這裡還是再做一次整理吧！

心臟擔任了將血液送往全身的幫浦角色。而所謂的「減輕心臟負擔」就是要減少心臟幫浦的工作量。要減少心臟的工作量有兩種方法，一種方法是：為了讓心臟可以在不急於進行幫浦功能的情況下也能完成工作，所以必須要減緩從靜脈回流至心臟的血流速度。為了達到這個目的，必須將靜脈予以擴張，讓血液能夠積存於靜脈當中。這個方式的意義在於「在（血液經過）心臟之前的位置，就先減少心臟的工作量」，這就是「**減少前負荷**」。

另一種方法則是：使動脈擴張。心臟的工作被分為四個心室來進行，「將停留在左心室的血液送往動脈」是其中的最後工作項目。此時，若將動脈擴張，便可以用比較少的力量將血液送出去。這個方法的意義就在於「使（血液經過）心臟之後的位置的工作量減少」，這就是「**減少後負荷**」。

簡單來說，只要使用具有擴張動脈和靜脈效果的藥物，就能夠減輕心臟負擔。

▓▓ 硝酸藥 ▓▓

類似硝化甘油這種應用於心絞痛發作時的藥物，就稱為硝酸藥。如下圖所示，這類藥物是藉由三種作用而發揮功效的。

硝酸藥的主要作用乃是使靜脈擴張以減少前負荷。以前都把「擴張冠狀動脈，使血流量增加，以增加氧氣的供給量」當成主要的作用，但目前的看法並非如此。

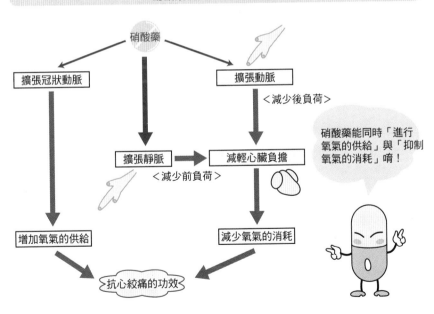

硝酸藥的抗心絞痛的作用

Level2 稍加思索一下便能理解的藥物！

　將靜脈擴張的機制如下所示。硝酸藥能增加**一氧化氮(NO)**的生成、活化血管細胞中的鳥苷酸環化酶、增加**C-GMP**[※]、降低細胞內的鈣離子濃度、以及鬆弛並擴張血管的肌肉。

硝酸藥的作用機制

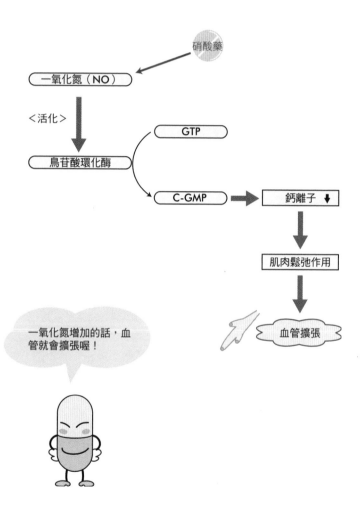

一氧化氮增加的話，血管就會擴張喔！

※**C-GMP**　Cyclic guanosine monophosphate(環鳥嘌呤核苷單磷酸鹽)的簡稱

▨▨ **鈣離子拮抗劑** ▨▨

　　當作降壓藥使用的鈣離子拮抗劑因為有擴張動脈血管的功能，所以當然有減少後負荷的效果。但是，該藥物之所以應用於心絞痛則還有另外一項原因。

　　心絞痛主要有兩種類型。平靜時也會發作的這類型心絞痛，是冠狀動脈突然發生痙攣而造成氧氣一時供給不足所致（不穩定性心絞痛）。利用鈣離子拮抗劑抑制此種痙攣症狀，其效果亦令人期待。鈣離子藉由**鈣離子通道**流入細胞內，此類藥物能抑制鈣離子通道而阻止鈣離子流入細胞內，並減少細胞內的鈣離子濃度。這種作用能達到抑制痙攣的效果。

鈣離子拮抗劑的抗心絞痛效果

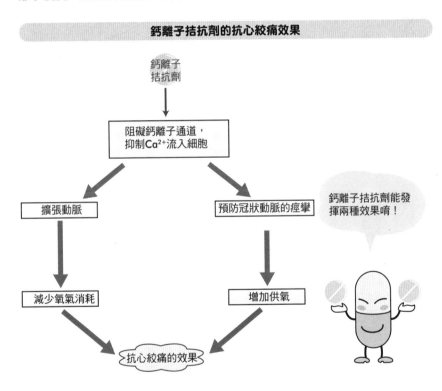

▦▦ β 阻斷劑 ▦▦

在減少心臟消耗氧氣的方法裡，其中一項便是抑制心臟的活動。用於抑制心臟活動的就是 β 阻斷劑。心臟在運動或進食的時候特別容易亢奮，因此 β 阻斷劑經常應用在運動或進食時所發作的**勞累性心絞痛**上。

心肌有 **β 受體**，藉由施予 β 阻斷劑，即可降低心臟功能，減少心跳率及心輸出量，並達到減少耗氧的效果。

▦▦ 冠狀動脈血管舒張劑 ▦▦

為了預防心絞痛的發作，必須使用能夠使冠狀動脈擴張的藥物。

硝煙酯會釋放出一氧化氮(NO)，一氧化氮會活化血管平滑肌細胞內的**鳥苷酸環化酶**，藉以增加C-GMP的含量，而使細胞內的Ca^{2+}濃度下降，達到血管擴張的效果。另外，將位於血管平滑肌的**鉀離子通道**予以打開，使鉀離子被釋放至細胞外，藉以降低細胞內的鉀離子濃度，並進而加速再極化※作用，造成鈣離子通道打開的時間縮短，導致Ca^{2+}的流入減少，因而展現抑制血管收縮的作用。

鹽酸地拉卓及雙嘧達莫能增強「腺核苷擴張血管的能力」。**腺核苷**是體內的一種物質，具有擴張血管的效果。腺核苷會減弱心臟的收縮力，因此腺核苷也有助於抑制氧氣的消耗。雙嘧達莫除了有上述功能外，其也能針對「能夠分解C-GMP的**磷酸二酯酶**的作用」產生阻礙功效，所以雙嘧達莫在這一點上也發揮了擴張血管的效力。此外，C-GMP具有「凝聚血小板」及「抑制血小板」的功能。

※**再極化**　參照附錄1

冠狀動脈血管舒張劑的作用機制

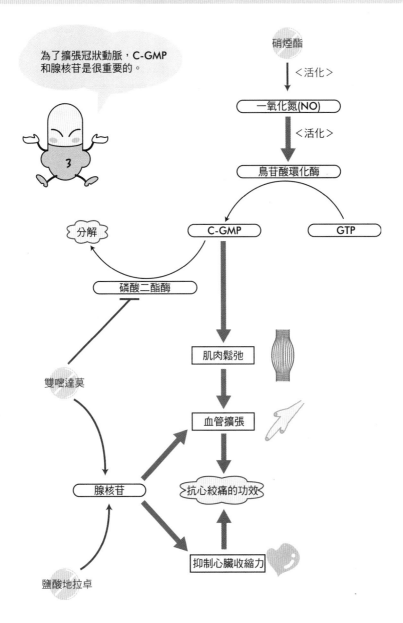

為了擴張冠狀動脈，C-GMP 和腺核苷是很重要的。

硝煙酯

<活化>

一氧化氮(NO)

<活化>

鳥苷酸環化酶

分解

C-GMP　　　　GTP

磷酸二酯酶

雙嘧達莫

肌肉鬆弛

血管擴張

腺核苷

抗心絞痛的功效

鹽酸地拉卓

抑制心臟收縮力

2-8 血栓形成抑制劑

藉由抑制血小板系統及凝血系統的作用，可以抑制血栓的形成。

■■■ 血栓及其治療藥物 ■■■

腦血栓、腦梗塞和心肌梗塞等等是因為**血栓**形成而產生的疾病。為了防止這些疾病的復發，用來阻礙血栓形成的藥物就顯得相當重要。用來阻礙血栓形成的藥物，如第135頁所示，可分為三種類型。此外，血液凝結而形成血栓的過程則如右圖所示。由此可知，血栓是**血小板系統**與**凝血系統**所協同製造出來的。

首先，血栓的形成是因血管損傷而引起的。血管一旦受損，血小板系統便開始增加**血小板**的黏著性。同時，在血小板中的**血栓素 A_2**便會產生得更為旺盛，並釋放到血液當中。然後，再加上**血清素**的作用，血小板便開始凝集。另一方面，在凝血系統中，凝血因子因為受到活化而開始產生一種名為「**纖維蛋白**」的蛋白質。於是，被活化的血小板會吸收纖維蛋白及**紅血球**而形成血栓。如此一來，即可達到防止受損部位出血的效果。

■■■ 抗血小板藥物 ■■■

只要能減少血栓素 A_2的量，就可以抑制血小板的作用。這是因為血栓素A_2與造成血栓的各種原因關係密切之故。

❶ 阿斯匹靈

血栓素A_2是由血小板內的**前列腺素**製造而成的。只要施予少量的阿斯匹靈，就能抑制血小板內的前列腺素的產生。結果，因為抑制了血栓素 A_2的產生，所以血栓便難以形成。

血栓形成過程與藥物的作用點

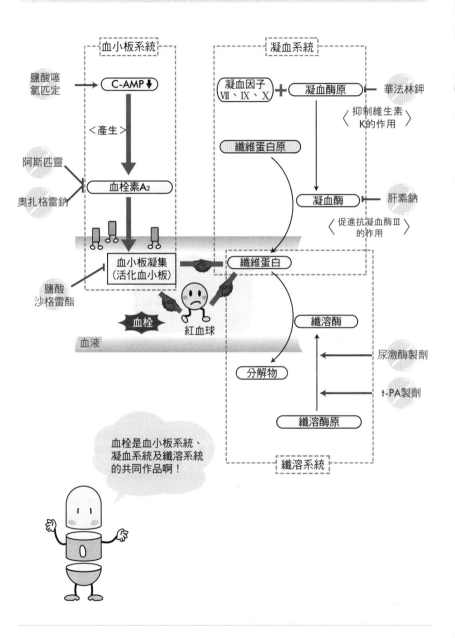

血栓是血小板系統、凝血系統及纖溶系統的共同作品啊!

然而，如果大量施予阿斯匹靈的話，則會導致血管內皮細胞所製造的另一種前列腺素——**前列腺環素**的產生受到抑制。由於前列腺環素具有抑制血小板凝集的功能（前列腺環素與血栓素A_2的功能相反），因此一旦前列腺環素的作用受到抑制，則會導致血小板容易產生凝集。

也就是説，少量的阿斯匹靈能防止血栓的形成，而大量的阿斯匹靈反而會促進血栓的形成。此種現象就稱之為「**阿斯匹靈困境**」。

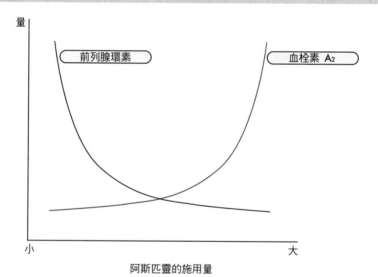

阿斯匹靈困境

阿斯匹靈的施用量

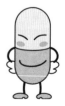

血栓素具有促進血栓形成的效果，而前列腺環素則使血栓不容易形成唷

阿斯匹靈與奧扎格雷鈉的作用機制

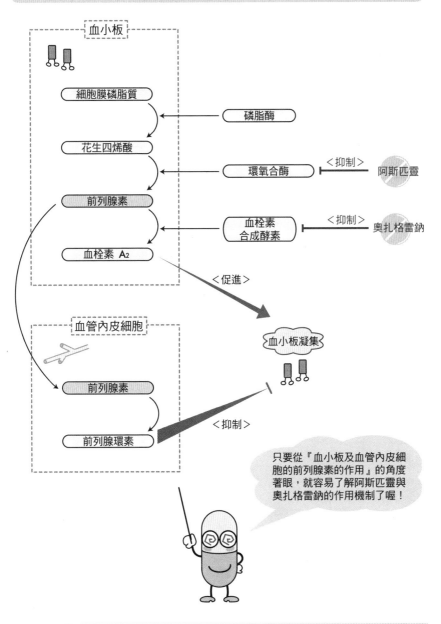

只要從『血小板及血管內皮細胞的前列腺素的作用』的角度著眼，就容易了解阿斯匹靈與奧扎格雷鈉的作用機制了喔！

❷ 奧扎格雷鈉

奧扎格雷鈉能夠抑制血栓素 A_2 的產生，其主要是應用於腦血栓的治療上。奧扎格雷鈉的藥理功能可抑制「能製造血栓素 A_2 之**血栓素合成酵素**的作用」，並能抑制「**前列腺素**轉換成血栓素 A_2」。

此時，沒有被轉變成血栓素 A_2 的前列腺素雖然會有剩餘，但剩餘的前列腺素則會變成前列腺環素的材料。前列腺環素是血小板所釋放出來的物質，其在血管內皮細胞中具有抑制血小板凝集的功能。也就是説，此藥物具有兩種抗血小板的功能。

❸ 鹽酸噻氯匹定

雖然鹽酸噻氯匹定的作用機制尚未明朗，但是從鹽酸噻氯匹定可抑制血小板與纖維蛋白的結合，以及可提升**C-AMP**濃度進而抑制血栓素 A_2 的產生等情況來看，目前仍認定這種藥物具有治療血栓的效果。

❹ 鹽酸沙格雷酯

血小板中含有**血清素**。當血小板活化時，會將血清素釋放至血液當中，造成周圍的血小板也隨之活化。因此，施予能夠阻斷**血清素受體**（ $5HT_2$ ）功能的藥物，就能達到抑制血小板凝集的效果。代表藥物為鹽酸沙格雷酯。

> **Column**　　**重要的前列腺環素**
>
> 　　前列腺素是在身體的各部位被製造出來的，而且有幾個不同的種類。其中，前列腺素 I_2 被稱為**前列腺環素**。前列腺環素是在血管內皮細胞中被製造出來的，其為血管擴張作用及抑制血小板凝集作用的重要物質。

■ ■ ■ 抗凝血藥物 ■ ■ ■

　　抗凝血藥物會在凝血系統的某個部位產生作用，其能抑制凝血系統的作用過程及抑制纖維蛋白的產生。

❶ 肝素鈉

存在於血液當中之名為**抗凝血酶素Ⅲ**的物質，能夠抑制凝血素，具有抑制血液凝固的效力。這種功能和緩，但只要施予肝素鈉，讓肝素鈉與抗凝血酶Ⅲ結合，就能夠使抗凝血酶Ⅲ迅速產生作用。

❷ 華法林鉀

華法林鉀會藉由抑制**抗維生素K**的作用而發揮抑制血液凝固的功能。維生素K與血液凝固有密切的關係，維生素K參與了凝血因子的代表物質「凝血酶原」的形成作用。

華法林鉀與維生素K

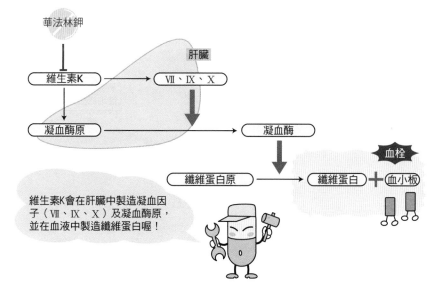

維生素K會在肝臟中製造凝血因子（Ⅶ、Ⅸ、Ⅹ）及凝血酶原，並在血液中製造纖維蛋白喔！

■■ 血栓溶解劑 ■■

纖維蛋白是形成血栓的主角。血液中有能溶解纖維蛋白的物質——**纖溶酶**。藉由增加纖溶酶溶解已經形成的血栓的藥物，便稱為「血栓溶解劑」。此類藥物有下列兩種：

❶ 尿激酶製劑

纖溶酶是由纖溶酶原所製造出來的，而**尿激酶**則是促進這種轉換作用的酵素。尿激酶原先是在人的尿液中所發現的一種糖蛋白。

尿激酶是在血液中增加纖溶酶，而非直接對血栓產生效果。因此，如果想要藉由施予尿激酶來達到溶解血栓的效果的話，就必須做到讓產生於血液中的纖溶酶徹底地滲入血栓當中。除此之外，由於人體具有抑制纖溶酶作用的物質，所以要使用大量的尿激酶才能達到溶解血栓的效果，因此必須製造出大量的纖溶酶才行。也因為如此，所以尿激酶製劑所引發的出血傾

血栓溶解劑的作用制度

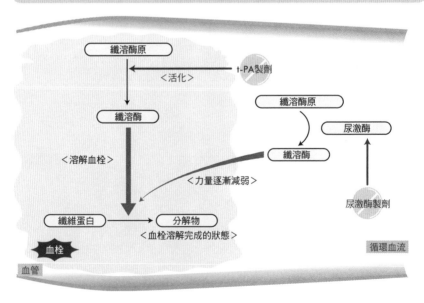

向相當令人擔心。

❷ t-PA製劑

組織型纖溶酶原活化因子即稱為**t-PA**[※]，其為比尿激酶的分子量更大的糖蛋白，特徵為與纖維蛋白的親和性高。

由於t-PA能在血栓當中製造出纖溶酶，故t-PA分解纖維蛋白的效力強大。而且，因為t-PA只能在血栓當中製造出纖溶酶，至於血液中的纖溶酶則不太會增加，所以造成出血的可能性比尿激酶要來得少。

主要的血栓形成抑制劑

分類		一般名
血栓溶解劑	尿激酶製劑	尿激酶(urokinase)
	t-PA製劑	阿替普酶(alteplase) 替索激酶(tisokinase) 孟替普酶(monteplase) 帕米普酶(pamiteplase) 那沙普酶(nasaruplase)
抗凝血藥物		肝素鈉（heparin sodium） 華法林鉀（warfarin potassium）
抗血小板藥物		阿斯匹靈(aspirin) 雙嘧達莫(dipyridamole) 鹽酸噻氯匹定(ticlopidine hydrochloride) 西洛他唑(cilostazol) 鹽酸沙格雷酯(sarpogrelate hydrochloride) 奧扎格雷鈉(ozagrel sodium)

Column　男性的尿中有溶解血栓的物質

　　尿激酶的詞源『ウロ』(表「尿」之意)與尿液有關。其實，尿激酶就是在男性的尿液裡所發現的。會注意到尿液裡有能夠溶解血栓的物質的人，還真是厲害啊！話說回來，以前在自衛隊的男生廁所裡就有用來存放尿液的塑膠水桶了。

※**t-PA**　Tissue plasminogen activator（組織型纖溶酶原活化因子）的簡稱。

2-9 偏頭痛的治療藥物

要抑制偏頭痛的話，最有效果的方法就是抑制三叉神經的作用。另外，如果是要預防偏頭痛的話，則是以抑制血管收縮的效果最好。

▨ ▨ 偏頭痛及其治療藥物 ▨ ▨

偏頭痛與緊張型頭痛※以及叢集性頭痛※一樣，都被歸類為**功能性頭痛**。

之所以會令人有疼痛的感受是因為頭部血管異常擴張所致。近年來，已知此種疼痛與**血清素**及**三叉神經**有密切關係。血清素是與血管擴張有關的物質，而三叉神經則是產生痛覺以及傳遞該痛覺的神經。偏頭痛發作的治療及預防用藥，便是以此為基礎思考而來的。

▨ ▨ 血清素學說 ▨ ▨

壓力、臭味、光線、睡眠不足等的各種刺激都可能是引發**血小板**活化的因素，而血小板活化時則會自血小板釋放出**血清素**。雖然血清素會造成血管收縮，但是因為血清素在體內會急遽地被代謝掉的緣故，所以會形成反作用力，故反而會造成血管擴張而使偏頭痛產生，這就是「血清素學說」。

手腳麻痺、視力異常等被認定是偏頭痛的前驅症狀，目前認為這些症狀是血清素在造成血管收縮時，血液的流動暫時變差而引發的結果。

▨ ▨ 三叉神經學說 ▨ ▨

經常耳聞的『三叉神經痛』就是指**三叉神經**在與其相關的部位所引發的陣發性劇痛。此種疼痛會持續 1～5 分鐘，而且會反覆發作。三叉神經與疼痛息息相關。『偏頭痛也是一種三叉神經痛吧？』──這就是「三叉神經學說」的看法。

※**緊張型頭痛**　沒有前兆，但是大多伴隨有肩膀痠痛的情形。通常是兩側性的疼痛，每次的發作部位並不一定相同。

※**叢集性頭痛**　連續數週反覆出現的突發性頭痛。特徵是眼睛後方會有強烈的疼痛感受。

偏頭痛的發生機制與藥物的作用點

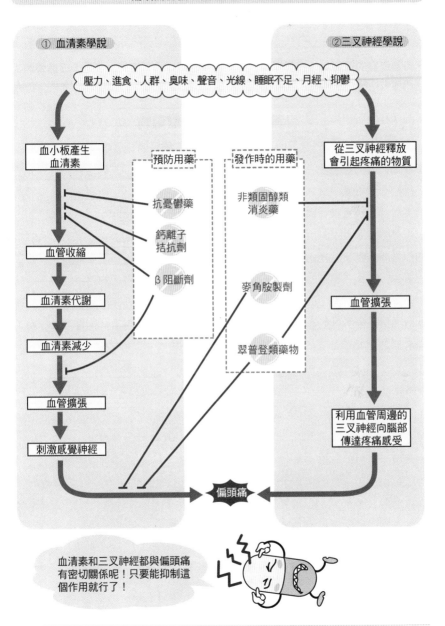

① 血清素學說

② 三叉神經學說

壓力、進食、人群、臭味、聲音、光線、睡眠不足、月經、抑鬱

血小板產生血清素

血管收縮

血清素代謝

血清素減少

血管擴張

刺激感覺神經

預防用藥

抗憂鬱藥

鈣離子拮抗劑

β 阻斷劑

發作時的用藥

非類固醇類消炎藥

麥角胺製劑

翠普登類藥物

從三叉神經釋放會引起疼痛的物質

血管擴張

利用血管周邊的三叉神經向腦部傳達疼痛感受

偏頭痛

血清素和三叉神經都與偏頭痛有密切關係呢！只要能抑制這個作用就行了！

在頭部的硬腦膜上有血管密佈，而血管周遭則有三叉神經密佈著。一旦給予此處壓力、臭味、光線、睡眠不足等的刺激，便會釋放出稱之為「**神經胜肽**」的物質，神經胜肽會在血管四周引起發炎症狀或是造成血管擴張的情形。經上述作用所產生的疼痛訊息會由三叉神經傳達到腦部，人類就是用這個方式感受到『疼痛』的。

■ ■ 偏頭痛發作時的使用藥物 ■ ■

❶ 麥角胺製劑

自古以來，麥角胺製劑就被當做是偏頭痛發作時所使用的特效藥。酒石酸麥角胺則是麥角胺製劑的代表藥物。此種藥物乃是單純地將已擴張的血管予以收縮，藉以減緩偏頭痛的症狀。其作用機制即是刺激 α 受體及抑制血清素受體。

另外，也是屬於此系統的藥物有甲磺酸雙氫麥角胺，此藥物基本上用於預防偏頭痛的發作，較少使用在偏頭痛發作的時候。

❷ 非類固醇類消炎藥（NSAIDs）

非類固醇類消炎藥是不需言說大家就知曉的藥物，此類藥物能抑制**環氧合酶**的活性，因前列腺素具有將引發疼痛的物質所引發的疼痛予以增強的作用，而非類固醇類消炎藥則能抑制**前列腺素**的合成，如此一來就能發揮鎮痛的效果。

❸ 翠普登類藥物

翠普登類藥物是偏頭痛發作時所使用的新型藥物，其構造與**血清素**十分相似，因為很容易就能附著在血清素受體上的緣故，所以能產生「血清素所具有的收縮血管的功能」，因此，便能使已擴張的血管恢復原狀。另外，這個藥物也與**三叉神經**有關，具有減緩疼痛的效果。

如前所述，偏頭痛的發生與神經胜肽有極大的關係。在血管擴張方面，又與稱之為「**降鈣素基因相關肽(CGRP)**」的物質密切相關。

翠普登類藥物是一種能作用於血清素受體，使降鈣素基因相關肽不會被釋放出來，藉以抑制與三叉神經有關的偏頭痛的藥物。此外，此類藥物也能刺激與偏頭痛有極大關係的5HT$_{1D}$(其為血清素受體的一種)。

在抑制偏頭痛發作的功效方面，翠普登類藥物比麥角胺製劑及非類固醇類消炎藥的效果更強。舒馬普坦是翠普登類藥物的代表藥物。

▩ ▩ ▩ 預防偏頭痛的藥物 ▩ ▩ ▩

❶ 鈣離子拮抗劑

鈣離子拮抗劑廣泛應用於高血壓的治療方面。對於偏頭痛的預防來說，鈣離子拮抗劑所具有的血管擴張效能也相當有效。鹽酸洛美利嗪是預防偏頭痛的鈣離子拮抗劑的代表藥物。

偏頭痛時，血管處於擴張的狀態。正如「血清素學說」所述，這種擴張是血清素所產生的血管收縮的「反作用力」。因此，如果能夠抑制血清素在最初所引起的血管收縮現象，便也能抑制偏頭痛的發生。「鈣離子拮抗劑的血管擴張作用」是藉由抑制**鈣離子**流入腦血管平滑肌細胞而產生的。用於治療偏頭痛的鈣離子拮抗劑與用來當做降血壓藥的各種鈣離子拮抗劑有著相同的機制，用於治療偏頭痛的鈣離子拮抗劑對於腦血管的血管擴張作用較好，所以才會當成頭痛藥使用。然而，因為用於治療高血壓的鈣離子拮抗劑會造成全身血管的強力擴張，所以並不適合用在偏頭痛的治療上。

❷ β阻斷劑

在高血壓的治療方面，β阻斷劑也是經常使用的藥物。這類藥物是藉由抑制腦蓋外動脈血管的**β受體**的方式，來達到預防[※]腦血管擴張的效果。

※**來預防**…… 參考2-3

　　基本上，β阻斷劑能夠抑制下圖所示之「β受體和C-AMP」的作用機制。
一旦β受體受到刺激，**腺苷酸環化酶**便會活化，而ATP[※]便會在細胞內變化
成C-AMP，引起細胞出現各種反應。C-AMP會經由**磷酸二酯酶**被分解成5'-
AMP，而失去其活性。

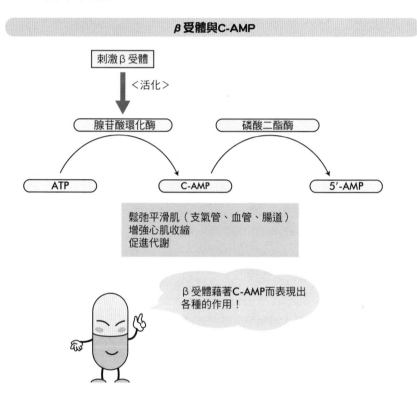

❸ 抗憂鬱藥

抗憂鬱藥除了有抗憂鬱效果，也能減弱**血清素**的作用。因此能用來預防腦
內血清素所引起的血管收縮。

※**ATP**　即腺核苷三磷酸。ATP是一種核苷酸，負責生物體的能量保存與能量利用，ATP被視為『生物體
　　　　 的能量貨幣』。

Level

3

慢慢來，你也能了解的藥物！

　　「我不想再聽了！」——面對艱深的用語以及複雜的藥理說明，很多人都會有這樣的情緒反應。

　　在Level 3裡，我們會儘量用淺顯易懂的方式來說明這些艱深難懂的藥物。請務必不要著急，並試著慢慢閱讀，各位一定會比以前更加了解的唷！

3-1　癲癇的治療藥物

透過抑制「麩胺酸神經(傳導)系統」或促進「GABA神經(傳導)系統」的功能，讓異常的腦波無法擴及全腦，這樣就可以控制「癲癇」了。

■■ 癲癇及其治療藥物 ■■

腦有複雜的神經組織，且訊息是藉由電訊號才得以傳遞。但是，電活動如果亢奮，會導致訊息在腦中任意傳送，引發痙攣、意識喪失等症狀。

這種症狀稱作「癲癇」，是種慢性持續的疾病。「癲癇」的治療方式就是服用能降低異常電訊號影響的藥物。

■■ 抑制癲癇發作的四個方法 ■■

癲癇的分類方式主要有兩種，一種是以誘因是否清楚來區分：可將誘因不明的癲癇稱為「**原發性癲癇症**」；因腦部產生異常而產生的續發性癲癇則稱為「**症狀型癲癇症**」。

另一種是以癲癇開始發作時的區域進行區分：一發作就瞬間擴及兩側大腦皮質者，稱為「**全般性發作**」；發作時僅影響單側大腦皮質者，稱為「**部份性發作**」。詳細分類，請見右上圖。

Column　　　停用癲癇藥的時間

「用藥慢慢減少，最後即使不服藥也能維持健康狀態」——是治療任何疾病的方針。在抗癲癇藥物方面，多數醫生認為，患者在服藥後的2～5年內若沒有發作而且腦波也正常的話，就是可以慢慢減少用藥的時候了。

癲癇的分類

①根據發作原因來區分

分 類	特 徵
原發性癲癇症	沒有特別的疾病或原因
症狀型癲癇症	因腦部疾病而引發的癲癇

②根據放電瞬間的區域來區分

分 類		意識紊亂
部份性發作	單純型部份性發作	無意識喪失
	複雜型部份性發作	意識喪失
全般性發作	失神性發作	短暫的意識喪失
	肌抽躍性發作	意識喪失
	僵直型發作	
	僵直陣攣型發作	
	失張力性發作	

癲癇治療藥物的選擇

發作種類			第一線藥物	第二線藥物	特別有效的藥物
部份性發作	原發性癲癇症		帝拔癲	癲通	癲能停
	症狀型癲癇症		癲通	癲能停 加巴噴丁	魯米拿 帝拔癲
全般性發作	原發性癲癇症	典型失神性發作	帝拔癲	乙琥胺	氯硝西泮
		其他的發作	帝拔癲	癲通	癲能停 魯米拿
	症狀型癲癇症		帝拔癲	氯硝西泮	癲能停 魯米拿

＊引自：久鄉敏明，《てんかん学の臨床》

　　如上圖所示，癲癇藥物的種類很多。基本上是根據發作情形來進行用藥的選擇。此外，以效果的發揮方式來看，癲癇藥物約可分成以下四種藥效，而且任何的癲癇藥物都有這四種作用的其中幾種。

(A) 抑制神經細胞的異常放電。

(B) 抑制發射出來的訊息傳送至整個腦。

(C) 提升閾值[※]，使正常細胞不會對訊息產生反應。

(D) 舒緩痙攣和血管緊縮等症狀。

發揮這四種作用的主要機制正如右圖所示，而治療方式則主要與兩條路徑有很大的關聯：一是抑制**麩胺酸神經(傳導)系統**的興奮，二是增強**GABA**[※]**神經(傳導)系統**的功能。

麩胺酸是一種**興奮性神經傳導物質**，透過抑制麩胺酸的游離，降低異常電訊號的傳送，可以避免放電的範圍擴大。想要抑制麩胺酸游離，則必須抑制鈉離子和鈣離子從麩胺酸神經(傳導)系統中的鈉離子通道和鈣離子通道流入細胞。

另一方面，GABA神經(傳導)系統具有抑制興奮的作用，若能增加**GABA**的量，就可以加速**GABA受體**的作用，而能抑制發射出來的訊息擴及全腦。

在抗癲癇藥物方面，多數的第一線藥物都有抑制麩胺酸神經(傳導)系統的作用。而且，為了避免所發射的脈衝擴大，便會搭配能刺激GABA神經(傳導)系統的藥物。

❶ 帝拔癲

帝拔癲是全般性發作和部份性發作的有效用藥，其屬於第一線藥物的重點藥物。它可以截斷麩胺酸神經(傳導)系統的鈉離子通道、T型鈣離子通道[※]，並具有抑制麩胺酸神經(傳導)系統中陣發性去極化[※](脈衝)的作用。此外，透過增加GABA合成酵素與抑制GABA分解酵素，能提升GABA的量，強化GABA神經(傳導)系統。

※**閾值**	引起生物體興奮所作的最低必要刺激強度值。
※**GABA**	參照3-6。
※**T型鈣離子通道**	鈣離子通道有兩種，此為其中一種。
※**陣發性去極化**	癲癇發作時，「鈉離子流入鈉離子通道而使電位上升」的這個過程。

抗癲癇藥物的作用機制

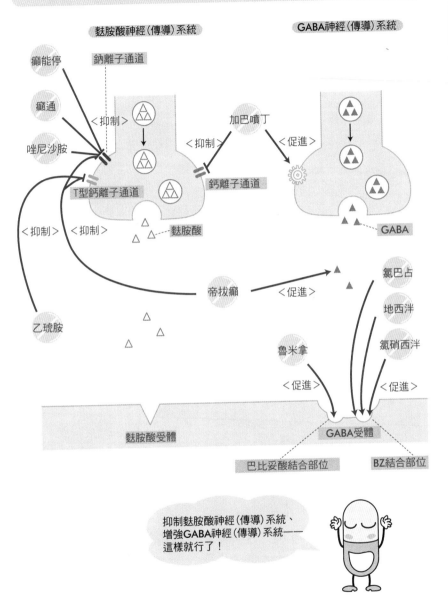

抑制麩胺酸神經(傳導)系統、
增強GABA神經(傳導)系統——
這樣就行了！

❷ 癲通

癲通是部份性發作時的第一線藥物，可阻斷麩胺酸神經(傳導)系統的鈉離子通道，抑制陣發性去極化。

❸ 癲能停

癲能停是對部份性發作和僵直陣攣型發作[※]具有療效的藥物，可阻斷麩胺酸神經(傳導)系統的鈉離子通道。

❹ 乙琥胺

乙琥胺是對失神性發作[※]具有療效的藥物，在麩胺酸神經(傳導)系統裡，可抑制T型鈣離子通道。

❺ 魯米拿

魯米拿雖然對部份性發作和僵直陣攣型發作具備療效，但因有嗜睡等強烈的副作用，故很少拿來當作第一線藥物。而且，此藥物能作用於GABA受體，並提高GABA神經(傳導)系統的功能，阻斷麩胺酸神經(傳導)系統的鈉離子通道。

❻ 邁蘇靈

邁蘇靈是對部份性發作和僵直陣攣型發作具有療效的藥物，但鎮靜作用強，故很少使用。其會刺激GABA受體。

❼ 氯硝西泮

氯硝西泮是全般性發作和部份性發作的第二線藥物，常作為搭配使用的藥物。此藥物的作用機制相同於邁蘇靈的巴比妥酸類，雖然會刺激GABA受體，但結合部位不同於GABA受體的巴比妥酸類。

[※]**僵直陣攣型發作**　患者最初會大聲喊叫，並出現左右對稱的全身僵直性痙攣。隨後，肌肉會規律地反覆收縮與鬆弛，並有咬舌、缺氧發紺等現象。

[※]**失神性發作**　以前稱為「小發作」，會出現1～10秒的記憶消失。最初會有不斷眨眼、眼球不斷轉動、呆滯瞪眼等症狀。身體沒有動作變化，之後會發展成僵直陣攣型發作。

⑧ 加巴噴丁

在國外，加巴噴丁被當成第一線藥物使用，而日本則將加巴噴丁當作部份性發作時的第二線藥物使用。在阻斷與麩胺酸神經(傳導)系統的T型鈣離子通道不同的其他的鈣離子通道的時候，也會增加腦中的GABA量，強化GABA神經(傳導)系統。

主要藥物的體內動態

藥劑	治療濃度(ug/ml)	半衰期(時間)	蛋白結合率(%)
癲能停	5～15	7～42	85～93
癲通	5～9	5～26	73～88
乙琥胺	50～100	30～60	0～10
帝拔癲	50～100	8～15	85～95
魯米拿	15～40	80～100	45～55
邁蘇靈	5～12	8～12	0～20
氯硝西泮	0.03～0.08	19～42	85～87

癲癇的主要治療藥物

分類	一般名
抗癲癇藥物	癲能停（phenytoin） 癲通(carbamazepine) 乙琥胺（ethosuximide） 帝拔癲（sodium valproate） 魯米拿（phenobarbital） 邁蘇靈（Primidone） 氯硝西泮（clonazepam） 地西泮（diazepam） 氯巴占(clobazam) 唑尼沙胺(zonisamide) 加巴噴丁（gabapentin）

3-2 感染症的治療藥物(抗生素)

抗生素以四種方式擊退細菌。

■ ■ 感染和抗生素 ■ ■

感染是指細菌、病毒等**病原體**侵入人體並在體內繁殖的狀態。人體與病原體開始對戰時會出現發燒等各種症狀，此時我們才會注意到自已經受到病菌的感染了。

人體感染病原體時，透過服用藥物可以協助身體殺死病原體，而這時最常使用的藥物就是抗生素。

■ ■ 攻擊細菌細胞的方法 ■ ■

抗生素有「頭芽胞菌素類」或「盤尼西林類」等，其名稱來自於此種藥物的基本結構。目前抗生素可分成如第154頁中的15種類型，今後這個分類項目仍會持續增加吧！

抗生素是如何消滅細菌的呢？抗生素會針對細菌用來維持生命力的部位進行各種攻擊，讓細菌無法生存。擊退細菌的方法主要分成四類，如右圖所見。不同的藥物會對細菌進行不同的攻擊。

❶ 抑制細胞壁的組成

人類與動物的細胞都不含**細胞壁**，但細菌的細胞卻含有細胞壁。細胞壁的組成需要抑賴一種存在於細胞壁且人稱**肽聚醣**的物質。

因此，利用服藥抑制肽聚醣的功能，使細胞壁受損，讓細胞外的液體能滲入細胞內，造成細胞死亡。這就是抗生素最常使用的作用機制。

消滅細菌的四大方法

攻擊方式	藥
①抑制細胞壁合成 (殺菌)	盤尼西林類(penicillins) 頭芽胞菌素類(cephems)
②抑制細胞膜合成 (殺菌)	多黏菌素B硫酸鹽 (Polymyxin B Sulfate) 紐黴素 (nystatins)(抗真菌藥)
③抑制蛋白質合成 (抑菌、局部殺菌)	氯黴素類(Chloramphenicols) 巨環類(macrolides) 四環黴素(tetracyclines) 氨基葡萄糖類 (aminoglucosides)
④抑制核酸合成 (殺菌)	新奎諾酮類(new quinolones) 抗癌性抗生素

細胞壁一旦無法形成，細胞外的液體就會滲入菌體內，使菌體膨脹，造成細胞膜破裂，導致細菌死亡。(溶菌)

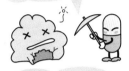

細胞膜一旦無法形成，細胞內的胺基酸、電解質、核酸等物質便會外流，因而危及細菌生命。

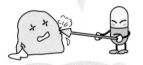

細菌的原生質內含有許多蛋白顆粒，如果蛋白質代謝系統受損，便能抑制細菌的生長與繁殖。

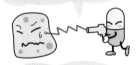

抑制細菌內與遺傳有關的DNA和RNA的合成，藉此消滅細菌。

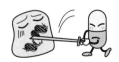

❶ 抑制細胞膜合成

細胞膜的主要成份是脂質和蛋白質，「判斷何種物質才能進入細胞」是細胞膜的功能。細胞膜如果無法順利合成，那麼用來維持細胞生命的胺基酸、電解質、核酸等物質便會流到細胞外，導致細胞無法維持正常功能。

某些抗生素容易與細胞膜的成份結合，如果服用了這類抗生素的話，細菌的細胞膜會受到破壞，導致細菌用來維持生命的必要物質流出菌體外，造成細菌死亡。

❷ 抑制蛋白質合成

蛋白質是維持細菌細胞生命的一項必要的物質，其由胺基酸所組成。蛋白質的合成與細胞中的**核醣體**※有關。

因此，服用可抑制細菌核醣體運作的抗生素，可以使細菌無法合成其所需要的蛋白質，使細菌無法進行繁殖。這些具有抗菌功能的藥並不會結合至動物的核醣體，而是只會作用於細菌的核醣體。

❸ 抑制核酸合成

在合成與遺傳有關的DNA和RNA時，**核酸**是必要的物質。因此，如果抑制細菌合成核酸的話，就能導致細菌死亡。阻止核酸合成的方法主要有五種：

(A) 抑制核苷酸※的合成。

(B) 阻止DNA形成。

(C) 抑制DNA複製。

(D) 影響RNA聚合酶※。

(E) 抑制核苷酸代謝。

※**核醣體**　　　是讀取核醣核酸（mRNA）的遺傳訊息並合成蛋白質的部位。

※**核苷酸**　　　組成DNA和RNA的基本單位。

※**RNA聚合酶**　使核苷酸聚合，合成RNA。

▨ ▨ 抗藥性問題 ▨ ▨

　　細菌和抗生素的戰爭是永無休止的，原因就在於細菌會對抗生素產生**抗藥性**。**MRSA**※就是最具代表性的抗藥性細菌。細菌的抗藥機制可分成三大類，如下所述：

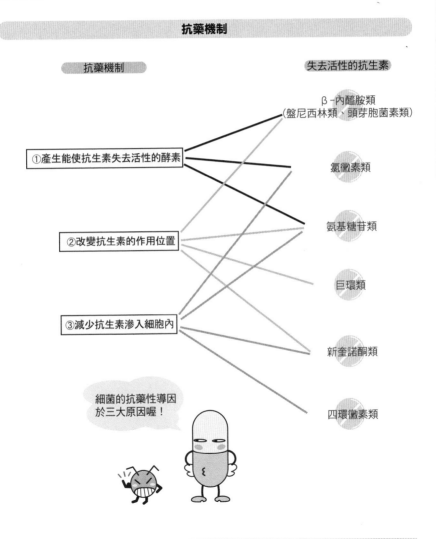

抗藥機制

抗藥機制　　　　　　　　　　　　　　　失去活性的抗生素

β-內醯胺類
(盤尼西林類、頭芽胞菌素類)

①產生能使抗生素失去活性的酵素

氯黴素類

氨基糖苷類

②改變抗生素的作用位置

巨環類

③減少抗生素滲入細胞內

新奎諾酮類

細菌的抗藥性導因於三大原因喔！

四環黴素類

※**MRSA** Methicillin-resistant Staphylococcus aureus(抗甲氧苯青黴素金黃色葡萄球菌)的簡稱，是指對甲氧苯青黴素產生抗藥性的金黃色葡萄球菌。實際上，此種細菌對大多數的抗生素都有抗藥性。

❶ 產生能使抗生素失去活性的酵素

「細菌會產生使抗生素使去活性的酵素」，這是一項最受矚目的抗藥機制！盤尼西林類和頭芽胞菌素類都屬於 **β-內醯胺類**的抗生素，其含有 β-內醯胺環的結構。然而，β-內醯胺環卻會被細菌所分泌的 **β-內醯胺酶**這種酵素，如青黴素酶，給水解掉，導致抗生素失去抗菌能力(如下圖)。

使用這類抗生素之後，細菌會產生青黴素酶，並對所有盤尼西林類的抗生素產生抗藥性。

盤尼西林類的抗藥性

R — CONH　　　　S　　CH₃

　　　　　　　　　　CH₃

O　　　　N　　COOH　　　　⬅　　　青黴素酶

⬇

R — CONH — C 　 S 　 CH₃

　　　　　　 C 　 CH₃

O 　 OH 　 N 　 COOH

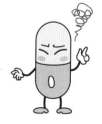

青黴素酶發揮作用，使抗菌能力減弱。

❷ 改變抗生素的作用位置

MRSA可透過改變抗生素的作用部位而產生抗藥性。甲氧苯青黴素和頭芽胞菌素的這類抗生素會作用於金黃色葡萄球菌的**細胞壁**，藉此把細菌殺死。然而，具有抗藥性的金黃色葡萄球菌則會在合成細胞壁的酵素上出現突變，使甲氧苯青黴素不容易與細菌結合。

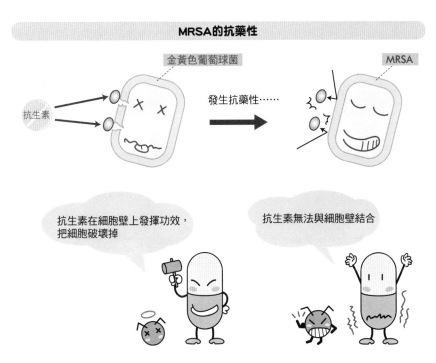

MRSA的抗藥性

❸ 減少抗生素滲入細胞內

四環黴素類的抗生素會穿過細菌的細胞膜，並進入細胞內發揮抗菌功能。但是。具抗藥性的細菌則會降低細胞膜的通透性，使四環黴素類抗生素無法進入細胞內。這個現象是「細菌的細胞膜已產生了難以進行**主動運輸**的蛋白質」的緣故。

主要的抗生素

分類		一般名
抗生素	盤尼西林類	安莫西林（Amoxicillin） 哌拉西林鈉（Piperacillin Sodium） 氨苄西林（Ampicillin）
	頭芽胞菌素類	鹽酸頭孢替安（Cefotiam Hydrochloride） 拉氧頭孢鈉（Latamoxef Sodium） 頭孢克肟（Cefixime）
	氨基糖苷類	硫酸慶大黴素（Gentamicin Sulfate） 妥布黴素（Tobramycin） 硫酸阿貝卡星（Arbekacin sulfate）
	巨環類	紅黴素（Erythromycin） 克拉黴素（Clarithromycin） 阿奇黴素一水合物(azithromycin hydrate)
	四環黴素類	鹽酸米諾環素(minocycline hydrochloride) 鹽酸四環黴素（Tetracycline hydrochloride） 鹽酸多西環素（doxycycline hydrochloride）
	氯黴素類	氯黴素（chloramphenicol） 甲磺氯黴素（thiamphenicol）
	噁唑烷類	利奈唑胺（linezolid）
	酮內酯類）	泰利黴素（telithromycin）
	林可黴素類	鹽酸林可黴素（lincomycin hydrochloride） 磷酸克林黴素（clindamycin phosphate）
	磷黴素類	磷黴素鈣（fosfomycin calcium）
	單內醯胺類	氨曲南（aztreonam） 卡蘆莫南鈉（carumonam sodium）
	碳青黴烯類	美羅培南三水合物（meropenem trihydrate） 比阿培南（biapenem） 多尼培南一水合物(doripenem hydrate)
	青黴烯類	法羅培南鈉（faropenem sodium）
	胜肽類	多黏菌素B 硫酸鹽（polymyxin B sulfate） 鹽酸萬古黴素（vancomycin hydrochloride） 替考拉寧（teicoplanin）
	新奎諾酮類	左氧氟沙星（levofloxacin） 加替沙星一水合物（gatifloxacin hydrate） 諾氟沙星（norfloxacin） 鹽酸莫西沙星（moxifloxacin hydrochloride）

3-3　巴金森氏症的治療藥物

巴金森氏症起因於多巴胺神經細胞變性，因而功能變差。所以，治療方針就在於提高多巴胺的功能。

■■■ 巴金森氏症及其治療藥物 ■■■

巴金森氏症有幾個主要症狀，雖然目前仍無法完全掌握發病原因，但能確定此病和腦神經——**錐體外系統**有關。錐體外系統負責傳遞不受意識控制的不隨意運動，如人體姿勢的維持、肌肉的收縮等。因此，如果錐體外系統發生病變，**不隨意運動**將無法進行，而人體也就無法靈活地產生動作了。

巴金森氏症的主要症狀

症　狀	日常生活中的例子
靜止時，手、腳、下巴會顫抖	拇指和其他指頭會出現類似揉藥丸般的揉搓動作。
肌肉收縮緊繃、手腳動作不靈活	伸展手腳關節時，會不自主地抖動
動作遲緩	表情木訥。 字愈寫愈小。
身體不易維持平衡	走路步伐小。 無法馬上停止動作。 肢體僵硬。

這些症狀與**多巴胺**有密切的關係，因此治療方針就在於提高患者多巴胺的作用。目前，巴金森氏症的治療藥物都含有下列六種作用機制當中的某幾項。

(A) 補充多巴胺。

(B) 增進多巴胺分泌。

(C) 刺激多巴胺受體。

(D) 抑制分解多巴胺的酵素作用。

(E) 抑制分解左多巴的酵素作用。

(F) 抑制乙醯膽鹼的作用。

❶ 左多巴製劑 (L-Dopa)

因為多巴胺無法穿過**血腦障壁**[※]，所以即使直接服用多巴胺，多巴胺也是無法進入腦部。因此，必須服用能穿過血腦障壁的多巴胺前驅物——左多巴。最後，左多巴會在腦中轉化成多巴胺，而且會儲存在突觸小泡內，之後才慢慢釋放出來與多巴胺受體結合，進而發揮功效。

左多巴可單獨服用，也可搭配**脫梭基酵素抑制劑**共同服用。脫梭基酵素抑制劑可以防止多巴胺在進入腦內前就被分解掉的情況，因此，採用搭配服用的話，可以減少多巴胺原先藥量的四～五分之一，降低副作用的發生。

❷ 多巴胺放出促進藥

為了能順利地傳達神經訊號，此藥的功效在於促進多巴胺分泌，並能有效抑制已分泌出來的多巴胺再次被吸收(抑制回收機制)。

具有此療效的藥物稱之為「多巴胺放出促進藥」，其中的代表藥物為鹽酸金剛烷胺，其常用於症狀較輕的患者身上。

※**血腦障壁**　此結構控制血液和腦之間的物質互換，其作用在於防止血液中的異物(如細菌、化學物質等)進入腦內，以維持腦細胞的生存環境(如滲透壓、電解質濃度)。

巴金森氏症的藥物作用點

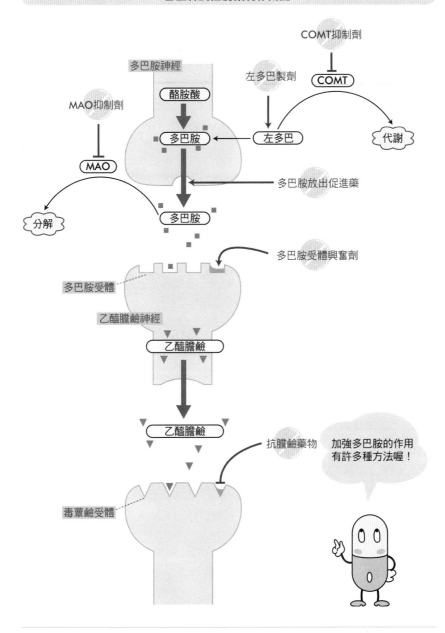

COMT抑制劑

左多巴製劑

COMT

多巴胺神經

酪胺酸

MAO抑制劑

多巴胺 ← 左多巴

代謝

MAO

多巴胺放出促進藥

分解

多巴胺

多巴胺受體興奮劑

多巴胺受體

乙醯膽鹼神經

乙醯膽鹼

乙醯膽鹼

抗膽鹼藥物

加強多巴胺的作用有許多種方法喔！

毒蕈鹼受體

3-3

巴金森氏症的治療藥物

❸ 多巴胺受體興奮劑

此藥並非多巴胺，卻能和多巴胺受體結合，而產生相同於多巴胺與受體結合時的效果。雖然藥效不如多巴胺製劑，但其特點在於藥效時間長，而且藥物作用力可持續一整天。這類藥物可分為**麥角類**和**非麥角類**，各自特色詳見下表。目前醫界大多採用非麥角類衍生物。

麥角類和非麥角類的比較

種類	一般名	優點	缺點
麥角類	卡麥角林（cabergoline） 甲磺酸溴隱亭（Bromocriptine Mesilate）	能改善運動情況	有許多副作用，如嘔吐等。
非麥角類	普拉克索一水合物鹽酸鹽（pramipexole hydrochloride hydrate） 鹽酸羅匹尼羅（ropinirole hydrochloride）	改善震顫 抗憂鬱 對消化器官的副作用少	運動困難 容易產生幻覺 嗜睡

❹ 抗膽鹼藥物

多巴胺的分泌量減少，則神經受到**乙醯膽鹼**的刺激就相對地特別明顯，所以才會出現震顫※和肌肉僵硬※等症狀。

因此，降低乙醯膽鹼影響，反而能明顯提升多巴胺的功效，而具有這種效果的藥物就稱為抗膽鹼藥物。其中，最具代表性的藥物是鹽酸苯海索。然而，鹽酸苯海索卻有造成青光眼、排尿困難、便秘等症狀惡化的副作用。

❺ 正腎上腺素前驅物

「多巴胺的不足加上**正腎上腺素**的不足」會造成巴金森氏症的病情更加惡化。步態的凍結現象※更是與正腎上腺素的不足有極大的關係。

※震顫	手、腳、上下肢、全身都會出現「顫抖」。
※肌肉僵硬	肌肉緊繃收縮、手腳不靈活的症狀。
※步態的凍結現象(freezing of gait)	腳像是黏在地上而無法抬起來的這種症狀。

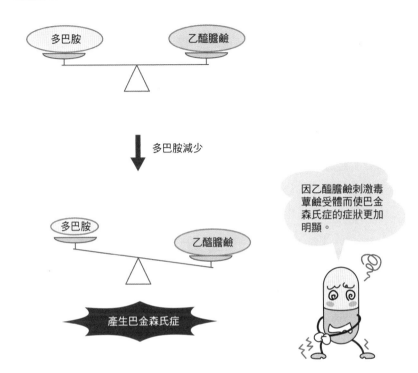

巴金森氏症的多巴胺與乙醯膽鹼的平衡變化

多巴胺　　　乙醯膽鹼

多巴胺減少

多巴胺　　　乙醯膽鹼

因乙醯膽鹼刺激毒蕈鹼受體而使巴金森氏症的症狀更加明顯。

產生巴金森氏症

屆昔多巴是正腎上腺素的前驅物。當正腎上腺素不足時，屆昔多巴可以在體內自行轉換，使神經細胞活化，有助人體動作的靈活度。

❻ MAOβ 抑制劑

人體內的**單胺氧化酶(MAO)**能分解多巴胺，而MAO有α和β兩種成份，針對其中的β部份，可利用MAOβ抑制劑，讓多巴胺不容易被分解，提高多巴胺的殘留量，其作用等同於增加多巴胺的分泌量。鹽酸希利治林是MAOβ抑制劑的代表藥物。

❼ COMT抑制劑

左多巴如果被人體代謝的話，就無法進入腦內了。因此，如果能使左多巴不容易代謝掉的話，就能使左多巴進入腦內的量增加，提高治療的效果。左多巴的代謝途徑與**脫梭基酵素(DDC)**及**兒茶酚甲基移轉酵素(COMT)**這兩種酵素有很大的關係；後者可透過恩他卡朋加以抑制。恩他卡朋與左多巴搭配服用，便能持續提供腦部多巴胺。

COMT抑制劑的作用

服用左多巴時

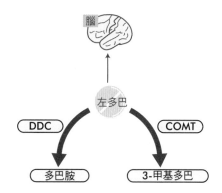

左多巴 ✚ 脫梭基酵素抑制劑

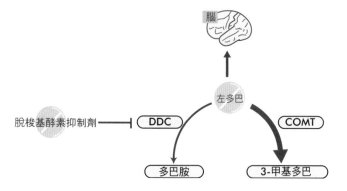

左多巴＋脫羧基酵素抑制劑＋COMT抑制劑

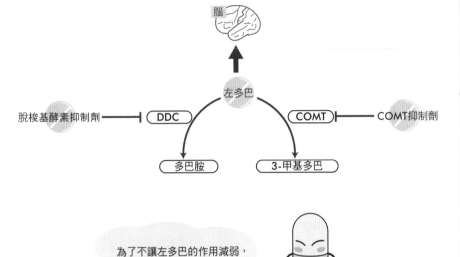

為了不讓左多巴的作用減弱，
可是要下不少功夫的唷！

巴金森氏症的主要治療藥物

種類		一般名
左多巴製劑 (L-Dopa)		左多巴
多巴胺放出促進藥		鹽酸金剛烷胺(amantadine hydrochloride)
多巴胺受體 興奮劑	麥角類	卡麥角林（cabergoline） 甲磺酸溴隱亭（Bromocriptine Mesilate）
	非麥角類	普拉克索一水合物鹽酸鹽（pramipexole hydrochloride hydrate） 鹽酸羅匹尼羅（ropinirole hydrochloride）
抗膽鹼藥物		鹽酸苯海索(trihexyphenidyl hydrochloride)
正腎上腺素前驅物		屈昔多巴(droxidopa)
MAOβ 抑制劑		鹽酸希利治林(selegiline hydrochloride)
COMT抑制劑		恩他卡朋(entacapone)

3-4 風濕的治療藥物

風濕症狀的治療在於抑制不正常的自體免疫，以遏阻發炎，減輕病症。

▓▓ 風濕及其治療藥物 ▓▓

　　風濕症大多是指**類風濕性關節炎**※，這是一種發病原因不詳的疾病，而且不容易治癒，患者幾乎一生都會受到風濕症的糾纏。最初，患者的末梢關節及鄰近肌肉、血管會出現發炎反應，接著手腳的活動會慢慢變得困難。

　　為什麼會有發炎反應呢？這是因為部份的**免疫機制**※異常而對人體裡不必清除的組織反而加以攻擊所致。免疫機制是保護自己免於外來威脅的防禦機制，**抗原－抗體反應**是該防禦機制的其中一項。當被識為異物的物質（**抗原**）進入人體時，體內會產生識別此抗原的**抗體**。所以，當體內再次發現此異物的時候，抗體便會產生反應並迅速清除異物，當出現這種反應時，就會產生嚴重的發炎症狀。

　　風濕症是「人體對於原本就不必清除的自體組織產生了抗體，並且進行攻擊」的疾病。正因如此，我們就不得不承認想要完全治癒是一件極為困難的事！

　　目前，風濕症的治療藥物主要有四大類，其用藥方式也隨著時代而有所調整。過去的治療方法為金字塔治療法，在考量該藥物的副作用下，會先施以藥效較弱的藥物，若是成效不彰，便會接著施以藥效強的藥物（此為**金字塔治療法**）。然而，現在則認為這種治療方式難以遏阻風濕症的惡化，故改採在早期階段就施以抗風濕藥的方式（此為**下階梯療法**）。

※**類風濕性關節炎**　這是一種會逐步擴及全身的關節發炎和疼痛，而且最後會出現身體變形而使人體受損。此病好發於20～40歲女性。

※**免疫機制**　參照附錄2。

藥物療法的比較

金字塔治療法

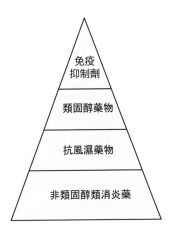

下階梯療法

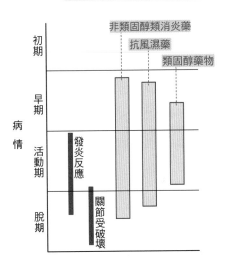

❶ 非類固醇類消炎藥(NSAIDs)

此藥具有止痛、解熱、消炎等作用，因此可以運用在各種症狀上。發炎過程主要與體內的**前列腺素(PG)**增加有關，而NSAIDs正能抑制PG的產生。但是，NSAIDs只能舒緩風濕症所引起的發炎與疼痛，而無法阻止病情的惡化。

❷ 類固醇藥物

類固醇確實可以用來治療各種疾病，但也因為用途廣泛，所以產生許多的副作用。類固醇的成份類似人體自然產生的**腎上腺皮質激素**，因此可當藥物使用以發揮各種療效。

用類固醇藥物來治療風濕症的原因在於:類固醇有強大的**消炎作用**及抑制免疫功能的**抗免疫作用**。在消炎方面,非類固醇類消炎藥是透過抑制前列腺素的產生而發揮藥效,至於類固醇藥物則是使用了不同的機制,該機制雖然有些複雜,但仍簡要地說明如下:

Step ❶　類固醇藥物穿過細胞膜而進入細胞。

Step ❷　結合可和類固醇結合的受體,使受體活化。

Step ❸　活化的受體進入細胞核,並與DNA結合。

Step ❹　(A) DNA能抑制發炎性細胞激素的生成,如介白素等。

　　　　(B) 抑制主要會引起發炎的白三烯素和「前列腺素類」的產生。

　　　　(C) 抑制損壞關節的蛋白分解酵素(如膠原酶等)。

在抑制免疫功能方面,類固醇也是使用相同的原理來降低T淋巴球及B淋巴球的功能。類固醇藥物會經由減少巨噬細胞和淋巴球的數目而抑制**細胞性免疫**反應,也能經由阻止 γ－球蛋白的生成而使**體液性免疫**受到抑制及抗體減少,進而達到抑制免疫作用的效果。

類固醇藥物的作用

作　　用	效　　果
影響糖代謝作用	促進糖質新生,使血糖值提升。
影響蛋白質代謝作用	促進蛋白質異化,而使蛋白質的量減少。
影響脂肪代謝作用	糖不足時,脂肪轉變成能量。 糖充足時,脂肪堆積。
消炎作用	抑制花生四烯酸的生成。
對淋巴組織的作用	抑制免疫功能(減少淋巴球、嗜伊紅性白血球)。
對中樞神經的作用	興奮性、抗憂鬱性等精神異常。
對壓力的作用	對壓力產生防禦作用。

風濕症的發病機制與藥物作用點

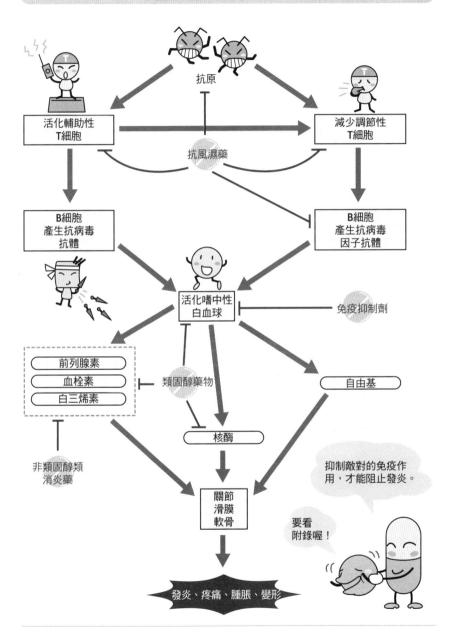

抗原

活化輔助性
T細胞

減少調節性
T細胞

抗風濕藥

B細胞
產生抗病毒
抗體

B細胞
產生抗病毒
因子抗體

活化嗜中性
白血球

免疫抑制劑

前列腺素
血栓素
白三烯素

類固醇藥物

自由基

非類固醇類
消炎藥

核酶

抑制敵對的免疫作
用,才能阻止發炎。

關節
滑膜
軟骨

要看
附錄喔!

發炎、疼痛、腫脹、變形

❸ 免疫抑制劑

有許多藥物能抑制免疫反應，所以可以用來抑制免疫反應的方法真的是各式各樣。如前文所述，免疫系統可分成**細胞性免疫**和**體液性免疫**。用來治療風濕症的藥物則主要是針對細胞性免疫方面。

在細胞性免疫方面，當抗原侵入人體時，會活化輔助性T細胞，並使輔助性T細胞釋放介白素Ⅱ。介白素能增加我方細胞，並活化毒殺性T細胞及巨噬細胞。毒殺性T細胞和巨噬細胞會直接發動攻擊，共同攻擊抗原，引發免疫反應，因而產生嚴重的發炎症。

用來治療風濕症的免疫抑制劑大多屬於**核酸合成抑制劑**，即使輔助性T細胞釋出介白素等的細胞激素，這類藥物也能使後續的反應無法進行，因而達到抑制免疫反應的效果。

❹ 抗風濕藥

抗風濕藥的種類很多，其中有一種名為「金製劑」的金硫丁二鈉，其不僅能抑制巨噬細胞和白血球的吞噬能力，也能透過遏阻**溶酶體**等方式來控制免疫反應。一般認為，SH化合物——青黴胺能抑制蛋白質的變性作用，並且能安定溶酶體膜※，以及抑制膠原酶※的活性，因而能抑制免疫反應。氯苯扎利二鈉能活化減少的調節性T細胞，使抗體不易生成，以及抑制發炎和免疫反應。

風濕症的主要治療用藥

分　類		一般名
非類固醇類消炎藥		雙氯芬酸鈉（diclofenac sodium）
類固醇藥物		潑尼松龍（prednisolone）
免疫抑制劑	核酸合成抑制劑	硫唑嘌呤（azathioprine） 滅殺除癌（methotrexate）
抗風濕藥	金製劑	金硫丁二鈉（Sodium Aurothiomalate）
	其他	青黴胺（penicillamine） 氯苯扎利二鈉(lobenzarit disodium)

※**溶酶體膜**　含有酵素，負責分解細菌。
※**膠原酶**　分解膠原的酵素。

免疫反應

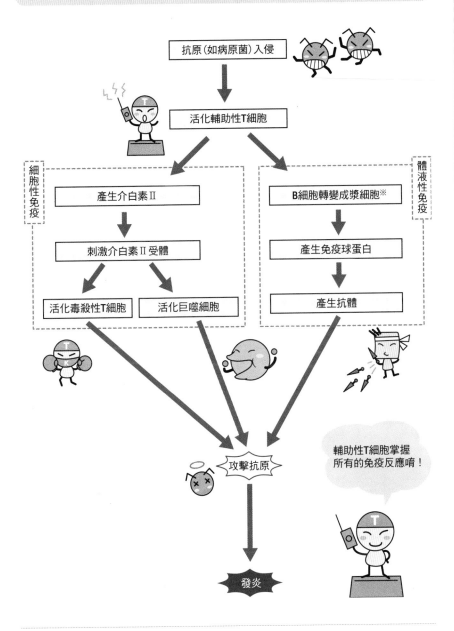

抗原(如病原菌)入侵

活化輔助性T細胞

細胞性免疫

產生介白素Ⅱ

刺激介白素Ⅱ受體

活化毒殺性T細胞

活化巨噬細胞

體液性免疫

B細胞轉變成漿細胞※

產生免疫球蛋白

產生抗體

攻擊抗原

輔助性T細胞掌握
所有的免疫反應唷！

發炎

※ **漿細胞** 又稱「抗體生成細胞」，可以快速合成抗體以對付抗原。

3-5 支氣管氣喘的治療藥物

預防支氣管氣喘時，最重要的就是要避免「呼吸道黏膜的發炎情況惡化」。

■ ■ 支氣管氣喘及其治療藥物 ■ ■

在治療支氣管氣喘症方面，過去是針對「支氣管收縮而造成呼吸困難」的現象來進行治療。但是，目前則認為，支氣管氣喘是「呼吸道的慢性發炎惡化，造成支氣管**浮腫**，最後使空氣所通過的通道變窄」所致。因此，醫界並不是使用「具有擴張支氣管功能的藥物」，而是普遍採用「**具消炎作用的吸入型類固醇藥物**」來當作控制支氣管氣喘的藥物（**基本用藥**）。

支氣管氣喘發作與支氣管

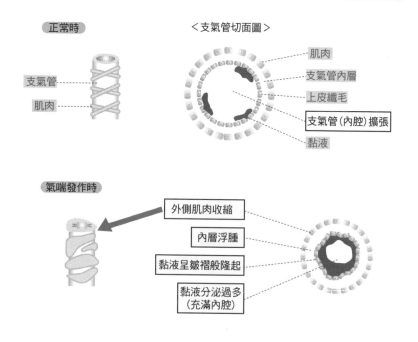

正常時

支氣管
肌肉

＜支氣管切面圖＞

肌肉
支氣管內層
上皮纖毛
支氣管（內腔）擴張
黏液

氣喘發作時

外側肌肉收縮
內層浮腫
黏液呈皺褶般隆起
黏液分泌過多
（充滿內腔）

支氣管氣喘治療藥的作用機制

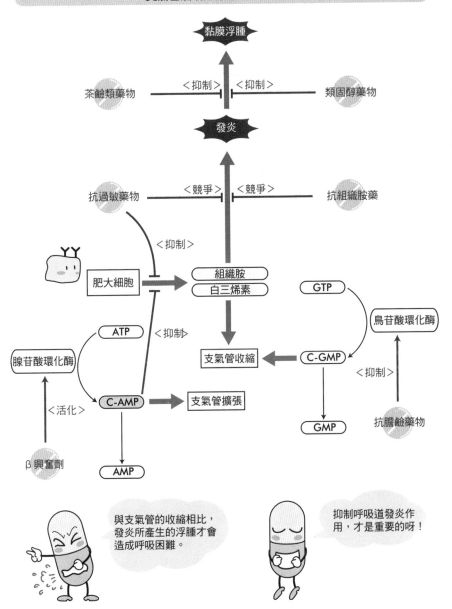

❶ 茶鹼類藥物

茶鹼類藥物作為支氣管氣喘的主要治療藥物已經有很長的一段時間，目前則已經被吸入型類固醇藥物所取代。

過去認為，茶鹼類藥物具有「抑制磷酸二酯酶」的效果，能提高**C-AMP濃度**，發揮擴張支氣管的功效，不過，目前已知一般藥量的茶鹼類藥物並不容易發揮這樣的效果。另一方面，也發現到「一般藥量的茶鹼類藥物有消炎作用」。在消炎作用方面，茶鹼類藥物雖然不如類固醇藥物，但是在預防氣喘發作以及氣喘輕微發作方面卻相當有效。除此之外，使用茶鹼類藥物時也必須同時測量患者的血中藥物濃度，如此才既能發揮功效又能避免產生副作用。

❷ β 興奮劑

此藥有很強的支氣管擴張功能，因此大多用於氣喘的預防或發作方面。此藥能透過增加C-AMP而發揮藥效。

然而，如上所述，支氣管氣喘的發作雖然會造成支氣管收縮，但是相較之下，因發炎而引發的浮腫反而對患者的影響更大。因此，治療嚴重的支氣管氣喘時，若僅用具支氣管擴張作用的藥物的話，效果並不大。而且，此藥的用量一旦過量，還會立刻出現手發抖以及心悸的副作用，因此必須特別注意。

❸ 類固醇藥物

類固醇藥物[※]有很強的消炎作用，是屬於支氣管氣喘的必備治療藥物，但也因為類固醇藥物的副作用多，施藥的方法就顯得相當困難。然而，**吸入型類固醇藥物**之所以會廣泛使用，原因就在於它只作用於支氣管，因此幾乎對全身沒有影響。不過，發病嚴重時，也會採用注射的方式來進行治療，若是想控制氣喘，則可用口服的方式來控制病情。

※**類固醇藥物** 參照3-4

❹ 抗膽鹼藥物

在呼吸道壁上，存在有與副交感神經有關的毒蕈鹼受體。**乙醯膽鹼**結合於**毒蕈鹼受體**時，便會產生支氣管收縮的現象。因此，如果能透過藥物達到抑制結合的效果，就能預防支氣管氣喘發作。目前，此藥僅以吸入劑的方式使用。

❺ 抗過敏藥物

如下表所示，支氣管氣喘主要可分為三大類。其中，兒童氣喘中常見的過敏性氣喘與**過敏反應**有很密切的關係。這類病例大多以抗過敏藥物為處方。(下頁上圖)

在「**化學訊號傳遞物質**」[※]方面，過敏反應扮演了很重要的角色，而抗過敏藥物正能抑制此種物質的反應。下頁的圖表是根據抗過敏藥物對化學訊號傳遞物質的抑制能力所進行的分類。

在抗過敏藥物裡，有些藥物對支氣管氣喘特別有效，該類藥物能抑制化學訊號傳遞物質裡的**血栓素**和**白三烯素**。這些化學訊號傳遞物質不僅會引起發炎，也會誘發呼吸道過敏與收縮。然而，抗過敏藥並沒有立即的效果，其終究只能當作支氣管氣喘的預防用藥。

支氣管氣喘的類型

類型	患者	特色
過敏型	兒童居多	多於春、秋時發病
感染型	成人居多	好發於感冒流行時期 壓力也是引發氣喘的一項原因
混合型	該患者大多為小時候曾患有小兒氣喘（這種疾病）的成人	

[※]**化學訊號傳遞物質**　從肥大細胞和發炎細胞所游離出來的**組織胺**和**白三烯素**等物質。這些物質的大量游離會增加血管通透性以及腺體等的分泌，因而引發不正常的反應。

抗過敏藥物的作用點

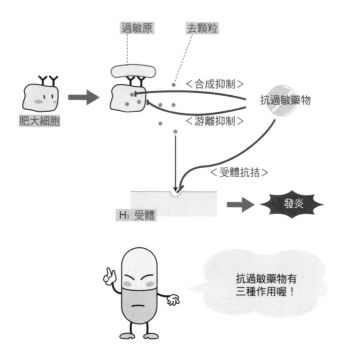

過敏原　去顆粒

肥大細胞

＜合成抑制＞

抗過敏藥物

＜游離抑制＞

＜受體抗拮＞

H_1 受體　　發炎

抗過敏藥物有
三種作用喔！

抗過敏藥

作用　　一般名	色甘酸鈉	曲尼司特	鹽酸氮卓斯汀	鹽酸奧扎格雷	普崙司特(水合物)	甲磺司特
抗組織胺作用	○	○	○			○
抗白三烯素作用	○	○	○		○	
抗血栓素作用				○		
抗PAF※作用			○			
抗前列腺素類※作用						○

※**PAF**　　　　Platelet-activating factor (血小板活化因子)的簡稱，能促進血管的通透性，引起發炎反應。
※**前列腺素類**　前列腺素、白三烯素、血栓素等會引起發炎反應的物質的總稱。

支氣管氣喘的主要治療藥物

分　類		一般名
發揮消炎作用的藥物	吸入型類固醇藥物	丙酸倍氯米松（beclometasone dipropionate） 丙酸氟替卡松（fluticasone propionate） 布地奈德（budesonide）
	茶鹼類藥物	茶鹼（theophylline） 氨茶鹼（aminophylline）
氣管擴張藥物	β興奮劑	腎上腺素（epinephrine） 鹽酸甲基麻黃鹼（methylephedrinehydrochloride） 硫酸奧西那林（orciprenaline sulfate） 硫酸沙丁胺醇（salbutamol sulfate） 鹽酸普魯卡地魯（procaterol hydrochloride） 氫溴酸非諾特羅（fenoterol hydrobromide） 鹽酸克倫特羅（clenbuterol hydrochloride）
抗過敏作用的藥物		色甘酸鈉（sodium cromoglicate） 曲尼司特（tranilast） 吡嘧司特鉀（pemirolast potassium） 異丁司特（ibudilast） 富馬酸酮替芬（ketotifen fumarate） 鹽酸氮卓斯汀（azelastine hydrochloride） 奧沙米特（oxatomide） 美喹他嗪（mequitazine） 鹽酸依匹斯汀（epinastine hydrochloride） 鹽酸奧扎格雷（ozagrel hydrochloride） 塞曲司特（seratrodast） 水合普崙司特（pranlukast hydrate） 孟魯司特鈉（Montelukast Sodium） 甲磺司特（Suplatast Tosilate）

Column　　**生產可以治療支氣管氣喘嗎？**

在女性支氣管氣喘患者中，經常會看到「在生產後，氣喘體質就消失不見了」的現象。假如真的如此，支氣管氣喘的年輕女性患者應該會抱持著治癒的希望吧！然而，經過多方查證發現，「康復」、「不知道」、「惡化」的患者比例為1：1：1。

3-6 抗焦慮藥、安眠藥

如果能活化GABA功能,即可抑制過於活躍的腦神經,而改善焦慮及失眠的問題。此外,治療失眠的藥物的藥效長短則與該藥物的半衰期有密切關係。

■■■ 焦慮、失眠及其治療藥物 ■■■

多數的「失眠」和「強烈焦慮」等症狀是有原因的。但是,用來治療這些症狀的藥物並無法針對這些原因加以消除。為了不讓症狀惡化,便會給予用來調節神經訊號傳導的藥物。換句話說,只要無法消除病因,就無法解決焦慮、失眠的問題,因而終究必須繼續服藥。

■■■ 苯環類藥物 ■■■

人在興奮或焦慮的時候,各種神經會產生亢奮。神經的興奮傳導與各種物質有關,其中最具代表性的就是**正腎上腺素、血清素、多巴胺**。經由抑制這些神經物質的運作,便能改善焦慮和失眠。

但是,腦內還有一項重要物質,那就是 **γ - 胺基丁酸**,一般稱之為**GABA**[※]。與乙醯膽鹼、正腎上腺素相比,GABA在腦內的濃度比較高。GABA也被稱為**抑制性神經傳導物質**,且對神經功能有抑制效果。因此,利用活化GABA來抑制神經傳導所產生的刺激,便能改善焦慮和失眠了。

GABA與**GABA受體**結合便能發揮作用,因此提高GABA受體的靈敏度有助於GABA的活化效果。而常用於治療焦慮、失眠的苯環類藥物便具有這種作用,苯環類藥物能提高位於神經突觸的膜的特定部位的GABA受體的靈敏度。當苯環類藥物與神經突觸的膜上面的**苯環受體**結合時,便能刺激GABA受體,使GABA受體亢進。

※**GABA**　gamma-aminobutyric acid(γ -胺基丁酸)的簡稱。

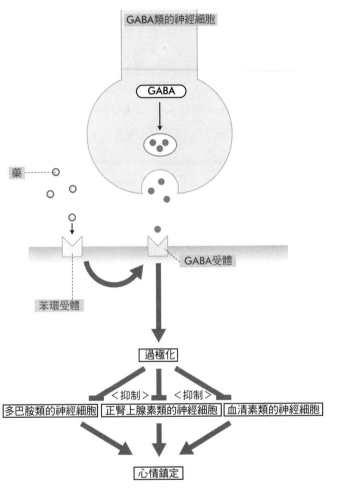

苯環類藥物的作用機制

GABA類的神經細胞

GABA

藥

苯環受體

GABA受體

過極化

　　　　　　　　　　　＜抑制＞　＜抑制＞

| 多巴胺類的神經細胞 | 正腎上腺素類的神經細胞 | 血清素類的神經細胞 |

心情鎮定

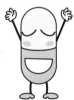

苯環類藥物類似GABA，其能對大腦的邊緣系統及下視丘發生作用，促進GABA神經系統的功能，以抑制神經興奮。

而且，該藥特別能促進GABA-A受體的功能，對抗焦慮和失眠的效果明顯。苯環類藥物也有**安眠**和**肌肉鬆弛**的效果，其強烈的嗜睡效果可用於失眠的治療方面。

▨▨ **Tricyclin類藥物** ▨▨

此藥的結構雖然不同於苯環類藥物，但依然能與苯環類的受體結合，發揮與苯環類藥物相同的作用。

▨▨ **5HT$_{1A}$受體興奮劑** ▨▨

此藥屬於檸檬酸坦度螺酮的新種藥物，其並非由苯環受體進行作用，而是透過**血清素受體**來抑制**血清素**的作用，並達到抗焦慮的功效。**5HT$_{1A}$受體**是血清素的其中一種受體，其作用在於抑制血清素的游離。因此，如果刺激5HT$_{1A}$受體，便能抑制血清素的作用。5HT$_{1A}$受體興奮劑會與5HT$_{1A}$受體結合，並抑制血清素所引起的神經活動，達到抗焦慮的效果。

與苯環類藥物相比，藥效發揮耗時是這類藥物的缺點，但優點則是不容易出現苯環類藥物的問題，例如肌肉鬆弛等副作用，而且也不容易對藥物產生依賴。

▨▨ **安眠藥** ▨▨

治療失眠的藥物的作用機制和抗焦慮的藥物相同，但是抗焦慮的藥物有很強的安眠作用，所以可以當失眠藥使用。「失眠」的症狀分成以下三類：

(A) 無法入睡。

(B) 中途會醒來。

(C) 很早就醒來。

(A)類患者不必使用藥效時間長的藥物，(C)類患者必須使用藥效時間長的藥物。因此，依藥效時間長短，可將安眠藥分成四類，如下表。

藥效時間的長短與藥物的**半衰期**有關。不過，也有藥物的半衰期很短，但代謝後卻仍具有藥效的情況，造成藥效作用時間因而延長，例如氟西泮便是其中最具代表性的藥物。

對病患而言，若是早上起床出現「發楞」（**宿醉現象**）現象，就是藥效時間過長所致。此時，便有必要改用半衰期更短的藥物。

抗焦慮藥和安眠藥的代表藥物

分　類	抗焦慮藥	安眠藥
超短時間型		三唑侖（triazolam）
短時間型	依替唑侖（etizolam） 氟他唑侖（flutazolam）	溴替唑侖（brotizolam） 氯甲西泮（lormetazepam） 鹽酸利馬扎封（rilmazafone Hydrochloride）
中間型	勞拉西泮（lorazepam） 溴西泮（bromazepam）	氟硝西泮（flunitrazepam） 尼美西泮（nimetazepam） 艾司唑侖（estazolam） 硝西泮（nitrazepam）
長時間型	氯氮卓（chlordiazepoxide） 奧沙唑侖（oxazolam） 美達西泮（medazepam） 地西泮（diazepam） 氯噁唑侖（cloxazolam） 氟地西泮（fludiazepam） 二鉀氯氮（clorazepate dipotassium） 美沙唑侖（mexazolam）	氟西泮（flurazepam） 鹵沙唑侖（haloxazolam） 夸西泮（ouazepam）
超長時間型	普拉西泮（prazepam） 氯氟卓乙酯（ethyl loflazepate） 氟托西泮（flutoprazepam）	

3-7 憂鬱症的治療藥物

如果能活化血清素等腦內神經傳導物質，使神經傳導得以順利進行的話，憂鬱的症狀就能改善了。

■■■ 憂鬱症及其治療藥物 ■■■

罹患「憂鬱症」時，患者會出現下表內的各種症狀。簡單來說，就是會出現「沒幹勁」、「沒精神」等症狀。憂鬱症的原因與患者所處環境及天生個性等有複雜的關係。

經診斷罹患憂鬱症時，多數會採取服用**抗憂鬱藥物**的治療方式。不過很遺憾的是，抗憂鬱劑並不能消除病因。抗憂鬱症藥物只能改善憂鬱症的部份發病機制，使症狀獲得舒解。服用此藥物，只能使「患者的日常生活稍稍正常」，並期待患者有天可以走出漫長的憂鬱隧道。這個意思就是說，患者要很有耐心地持續服藥。

憂鬱症的主要症狀

心理症狀		身體症狀	
情緒低落	沮喪(特別是早上) 不感興趣	睡眠失調	失眠
		生理狀況失調	早上身體狀況不好
意識紊亂	覺得麻煩 自我封閉 想自殺 變得沉默	消化系統失調	食慾不振 腹瀉 味覺失調 口渴
思考障礙	沒有果斷力 無法思考 悲觀	性慾低落	月經不順 性慾減弱

■■■ 三環類：單胺學說 ■■■

該類藥物的結構是三個環所組成，所以稱之為「三環類」。近六十年來，「三環類」藥物都是當成抗憂鬱劑來使用。現今大多認為，憂鬱症是腦中缺乏**神經傳導物質**所引起的疾病。**血清素**和**正腎上腺素**是主要的神經傳導物質，如

果能增加這些物質的分泌量，便能使神經傳導順利進行，三環類就是根據該想法所研製出來的藥物。

　　神經傳導的機制，請見下頁圖表。神經傳導物質由**突觸前**釋放出來後，會與**突觸後**的受體互相結合，使神經傳導順利進行。不過，也有「突觸前所釋出的神經傳導物質，會被突觸前再次吸收」的系統，這個系統一旦啟動，神經傳導物質便會減少。若能抑制突觸前**再吸收**，就能有比較多的神經傳導物質存在於突觸前與突觸後之間，如此一來，神經傳導就能順利進行，而憂鬱症狀便能獲得改善。這種想法便是所謂的「**單胺學說**」。

■ ■ 三環類：受體學說 ■ ■

　　服用藥物一定會增加神經傳導物質，但是時間必須2周以上才會發揮效果，改善憂鬱症。因此，醫界便針對這點再次思考，並研究是否有其他的作用機制。「**受體學說**」就是目前最受注目的論點。

　　這個學說表示：「血清素和正腎上腺素缺乏時，身體為了更努力地多多吸收這些物質，因此突觸後的**受體**的靈敏度便會提高，這麼一來，受體數量就會增加，並引發憂鬱的症狀。」

　　此時，如果服用抗憂鬱藥物的話，必能增加血清素和正腎上腺素的含量。於是，受體的數量在經過了2周左右便會慢慢地減少，而且受體的靈敏度也會減弱，這麼一來，憂鬱的症狀就能改善。附帶一提，類似這種「讓受體數量減少的方式」便稱為「**向下調節**」。

■ ■ 四環類 ■ ■

　　四環類是一種為了降低三環類的副作用而研發出來的抗憂鬱藥物。由於該類藥物的構造有四個環，故以此命名。四環類的特色是「其對心血管的負面影響比較少」，但相對地卻會產生很強烈的睡意。四環類的藥理作用與三環類相同。

憂鬱症的發病機制和抗憂鬱症的作用機制

單胺學說的憂鬱症和藥物效果

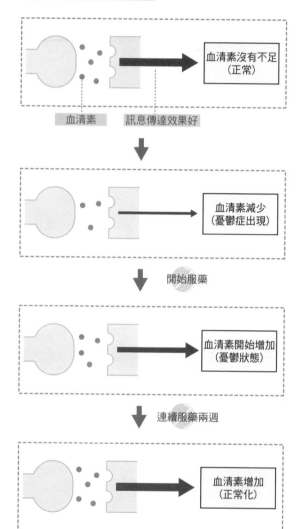

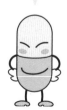

如果能增加血清素濃度，症狀就能獲得改善喔！

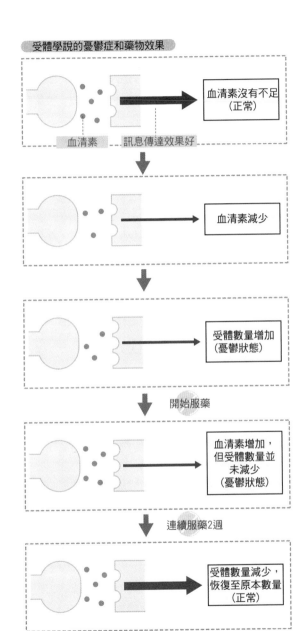

受體學說的憂鬱症和藥物效果

血清素沒有不足
（正常）

血清素　訊息傳達效果好

血清素減少

受體數量增加
（憂鬱狀態）

開始服藥

血清素增加，
但受體數量並
未減少
（憂鬱狀態）

連續服藥2週

受體數量減少，
恢復至原本數量
（正常）

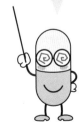

既使血清素增加，如果
受體數量沒有恢復至原
本數量的話，症狀依然
是無法好轉的唷！

憂鬱症的治療藥物

■■ SSRI ■■

　　三環類和四環類能對正腎上腺素和血清素發揮作用，而SSRI[※]藥物則是只能抑制「血清素的再吸收」的藥物。在藥效方面，SSRI可能與三環類、四環類相同，也可能稍微遜色一些，不過因抗膽鹼而產生副作用的情況卻很少，這點是可以確定的。

■■ SNRI ■■

　　三環類和四環類藥物，其實並非只作用於正腎上腺素受體與血清素受體，而是也會阻斷組織胺受體、乙醯膽鹼受體與蕈毒鹼受體，所以才有許多的副作用產生。

　　因此，SNRI[※]就是為了達到盡量針對「抑制正腎上腺素和血清素的再吸收作用」而研發出來的藥物，其藥效能提早且副作用少。而且，即使與其他藥物一併使用，也不太會產生交互作用的情況，這也是SNRI的特色。

憂鬱症的主要治療藥物

分　類	一般名
三環類	鹽酸丙米嗪（imipramine hydrochloride） 鹽酸氯米帕明（clomipramine hydrochloride） 馬來酸曲米帕明（trimipramine maleate） 鹽酸阿米替林（amitriptyline hydrochloride） 鹽酸去甲替林（nortriptyline hydrochloride） 鹽酸洛非帕明（lofepramine hydrochloride） 阿莫沙平（amoxapine） 鹽酸度硫平（dosulepin hydrochloride）
四環類	鹽酸馬普替林（maprotiline hydrochloride） 鹽酸米安色林（mianserin hydrochloride） 馬來酸司普替林（setiptiline maleate）
SSRI	馬來酸氟伏沙明（fluvoxamine maleate） 帕羅西汀一水合物鹽酸鹽（paroxetine hydrochloride hydrate）
SNRI	鹽酸曲唑酮（trazodone hydrochloride）

[※]**SSRI** Selective Serotonin Reuptake inhibitors（選擇性血清素再吸收抑制劑）的簡稱。
[※]**SNRI** Selective Serotonin & Norepinephrine Reuptake inhibitors（選擇性血清素與正腎上腺素再吸收抑制劑）的簡稱。

3-8 心律不整的治療藥物

透過抑制與心肌細胞興奮的相關離子活動，可減少脈搏的不正常跳動。

■ ■ ■ 何謂心律不整藥物 ■ ■ ■

要了解心律不整的藥理，參考**Vaughan Williams（VW）**的分類法會比較容易懂。如果是考慮到臨床適用性的話，**Sicilian Gambit**的分類法使用起來則比較容易。

VW分類法的「心律不整治療用藥分類」

分類	作 用	作用機序			代表藥劑(一般名)
		鈉	鈣	鉀	
I 類	鈉離子通道抑制劑	○			丙吡胺（disopyramide） 利度卡因（lidocaine） 鹽酸吡西卡尼（pilsicainide hydrochloride）
II 類	β阻斷劑	○	○		鹽酸普萘洛爾（propranolol hydrochloride） 阿替洛爾（atenolol）
III 類	延長動作電位持續時間的藥物(鉀離子通道抑制劑)	○	○	○	鹽酸尼非卡蘭（nifekalant hydrochloride） 鹽酸胺碘酮（amiodarone hydrochloride）
IV 類	鈣離子通道抑制劑		○	○	鹽酸維拉帕米（verapamil hydrochloride） 鹽酸地爾硫卓（diltiazem hydrochloride）
V 類	其他	抑制鈉鉀幫浦的調節			地高辛（digoxin）

心律不整的治療藥物實在是太多了，我認為要完全讀通實在是太難了。想要暸解治療心律不整的藥物，就必須先認識心肌收縮的基本生理機制。請參考本文附錄所整理的心肌收縮機制。

心律不整的治療藥物就是「當脈搏異常或過度跳動時，該類藥物能抑制陽離子所引起的興奮作用。」換句話說，該類藥物具有以下作用：

(A) 抑制鈉離子通道。

(B) 抑制鈣離子通道。

(C) 抑制鉀離子通道。

❶ 鈉離子通道抑制劑(Ⅰ類)

該類藥物能抑制**鈉離子**通道，減少鈉離子流入心肌細胞，發揮延緩心肌傳導的作用。該類藥物服用之後，可以減緩鈉離子流入而產生「**動作電位**」的上升，所以能使心肌的傳導速度減慢，並盡量延長鈉離子通道再次興奮的時間，即延長「**不反應期**」。

這類藥物可分成三大類，詳見下表。根據動作電位持續時間的長短，可發現藥物的影響力的不同。

鈉離子通道抑制劑的分類與特色

動作電位的持續時間	不反應期	鈉離子通道的抑制程度
Ⅰa類　延長	延長	中等
Ⅰb類　縮短	不變或稍微縮短	輕微
Ⅰc類　不變	不變或稍微延長	顯著

鈉離子通道抑制劑的作用差異

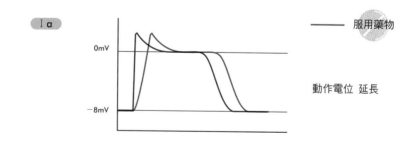

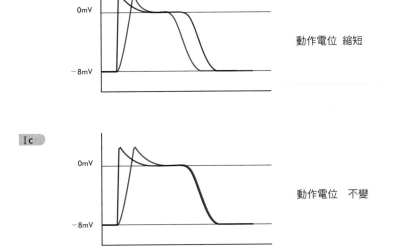

Ib

0mV

−8mV

動作電位 縮短

Ic

0mV

−8mV

動作電位 不變

❷ β 阻斷劑(II 類)

藉由阻斷心肌的 **β 受體**，達到抑制鈉離子通道和鈣離子通道所產生的「**去極化**」現象，就能控制脈搏。β 阻斷劑具有抑制交感神經所產生的過度興奮。

❸ 延長動作電位持續時間的藥物(鉀離子通道抑制劑) (III類)

該類藥物能抑制**鉀離子通道**，降低電位，並延長動作電位的持續時間，拉長不反應期。

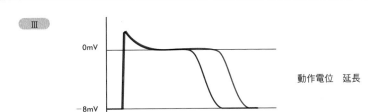

鉀離子通道抑制劑的作用

III

0mV

−8mV

動作電位 延長

❹ 鈣離子通道抑制劑(鈣離子拮抗劑)(Ⅳ類)

竇房結和房室結的興奮依賴鈣離子。鈣離子通道抑制劑能抑制**鈣離子**從鈣離子通道流入細胞，因此對於抑制竇房結和房室結的興奮作用特別有效。此外，這類藥物也能抑制細胞內的鈣離子濃度上升所引發的異常興奮現象。

❺ 毛地黃製劑(Ⅴ類)

心肌細胞具有「將鈣離子排出細胞外，並吸入鈉離子」的作用，藉此調節能影響心臟收縮的鈣離子濃度。

毛地黃製劑可以抑制**鈉鉀幫浦**的作用。服用此藥時，會使心肌細胞內的鈉離子無法排出，造成細胞內的鈉離子濃度提高。於是，細胞便無法進行鈣離子交換，最終造成細胞內的鈣離子濃度上升，而增加心肌的收縮力。除此之外，也會產生以下效果：

(A) 細胞膜的去極化。

(B) 縮短動作電位的持續時間。

此外，因為該藥也能刺激迷走神經，所以有下列效果：

(A) 抑制竇房結的自發興奮頻率。

(B) 延長房室結的不反應期(延長傳導時間)。

3-9 麻醉藥

麻醉藥可阻斷疼痛的傳遞，提高疼痛的閾值，發揮最大的鎮痛效果。

■ ■ 疼痛與麻醉藥 ■ ■

「疼痛」症狀的出現涉及「疼痛的引發原因」及「將疼痛傳入腦內的系統」。疼痛的處理方法有下列三種，以鎮痛為目的的麻醉藥，主要與(C)有關。

(A) 修復物理性的組織損害。

(B) 抑制引起疼痛的物質的產生及運作。

(C) 抑制疼痛的傳達途徑。

❶ 鴉片受體

麻醉藥要能發揮鎮痛效果，就必須使麻醉藥和受體結合。這個受體稱之為「鴉片受體」。鴉片受體存在於中樞神經及腸道神經，會與體內所產生的類似嗎啡的物質相互結合，而達到抑制疼痛的效果。

目前已知的鴉片受體有三種亞型：μ、δ、κ。其中，與有強烈陣痛效果有關的是 μ 受體。除了鎮痛外，就連抑制呼吸及陶醉感等也和 **μ 受體**有關。可以這麼說，在施予麻醉藥後，如果出現這些屬於副作用的症狀的話，也是無法避免的事呀！

❷ 嗎啡

鴉片可以從罌粟花的種子中取得。鴉片裡有嗎啡這種生物鹼。嗎啡會與鴉片受體中的 μ 受體結合而發揮鎮痛的效果，這是因為「傳遞到有大量感覺**神經的後角**的部份疼痛訊息被鴉片減少了」所致。此外，嗎啡也會對大腦皮質層產生作用，提高疼痛的感受閾值，達到鎮痛效果。

除了有鎮痛效果外，嗎啡也有下表的各種作用，所以副作用相當多。使用嗎啡會產生這些副作用，因此嗎啡的**抗藥性**※和**依賴性**※問題的解決，相當重要！

嗎啡的作用

作　用	特　色
鎮痛	強大的鎮痛作用。
鎮靜	不會有睡意。
吸收抑制	降低呼吸中樞對二氧化碳的反應力
催吐	會有噁心和嘔吐的現象。
精神系統	陶醉感、不舒服感。
心臟血管系統	降低心臟的負荷，血壓下降。
消化系統	便秘、抑制腸道神經中乙醯膽鹼的作用。
呼吸系統	出現支氣管收縮作用。
內分泌系統	基礎代謝降低。 增加抗利尿激素的分泌量，而使尿量減少。
其他	止咳作用、瞳孔縮小。

❸ 可待因

和嗎啡一樣，可待因也是從罌粟花的種子所取得的鴉片生物鹼，但鎮痛效果卻只有嗎啡的六分之一，因此很少當作鎮痛藥來使用，在臨床上會當成**止咳藥**使用。可待因會在腦中的咳嗽中樞發揮作用，而抑制咳嗽的反應。大量服用可待因的話，會出現中樞神經興奮現象。

※**抗藥性**　不斷服用藥物時，體內會產生抵抗力，使藥效降低的現象。
※**依賴性**　不斷服用藥物時，會產生一定要依賴藥物刺激的現象。

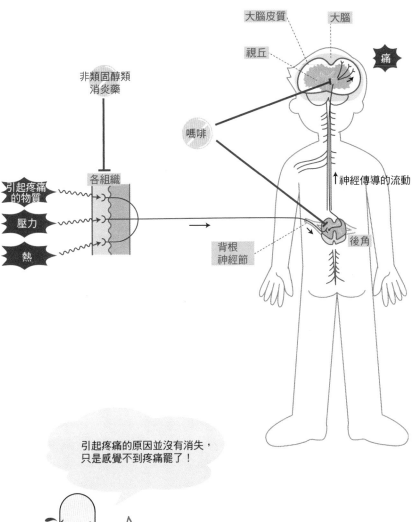

引起疼痛的原因並沒有消失，
只是感覺不到疼痛罷了！

3-10 癌症的治療藥物

癌症治療藥物會用各種作用機制來抑制癌細胞的分裂與增生。

■■ 癌症及其治療藥物 ■■

癌症治療藥物的研發歷史可追溯至70年前，不過至今仍未出現有效的藥物，其中最困難的地方就在於「癌細胞是由原本的正常細胞經癌化而來的」。

現今的抗癌藥物可分成兩大類：**細胞損害性抗癌藥物**和**分子標的治療藥物**。前者是透過抑制癌細胞的分裂和增生來殺死癌細胞；後者是掌握癌細胞的特性，攻擊癌細胞內含的「分子」，藉此抑制癌細胞的增生過程。

■■ 細胞損害性抗癌藥物 ■■

❶ 烴化劑

癌細胞為了增生就必需要複製癌細胞的DNA。這類藥物可以和癌細胞的DNA結合，而阻斷癌細胞的增生。換句話説，當癌細胞要增生時，與這類藥物結合的癌細胞DNA就會遭到撕毀，使癌細胞因無法複製DNA而死亡。

❷ 代謝拮抗劑

癌細胞的增生過程與細胞內的**酵素**有很大的關係。這類藥物的研發構想是：「如果在酵素產生作用前就能截斷該酵素的功能的話，那麼就可以抑制癌細胞的增生了」。

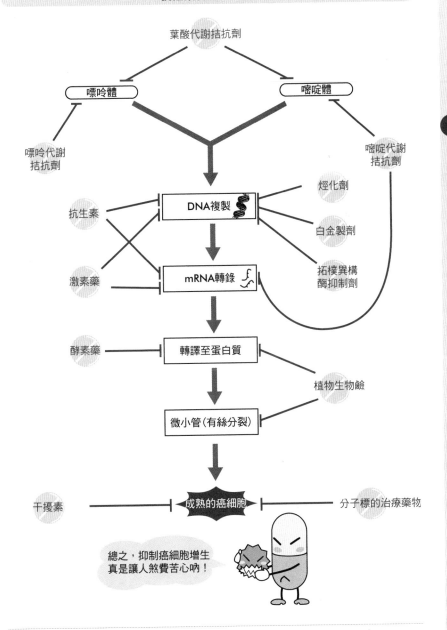

抗癌藥物的作用點

葉酸代謝拮抗劑

嘌呤體　　　　　　嘧啶體

嘌呤代謝
拮抗劑

嘧啶代謝
拮抗劑

抗生素

DNA複製

烴化劑

白金製劑

激素藥

mRNA轉錄

拓樸異構
酶抑制劑

酵素藥

轉譯至蛋白質

微小管（有絲分裂）

植物生物鹼

干擾素

成熟的癌細胞

分子標的治療藥物

總之，抑制癌細胞增生
真是讓人煞費苦心吶！

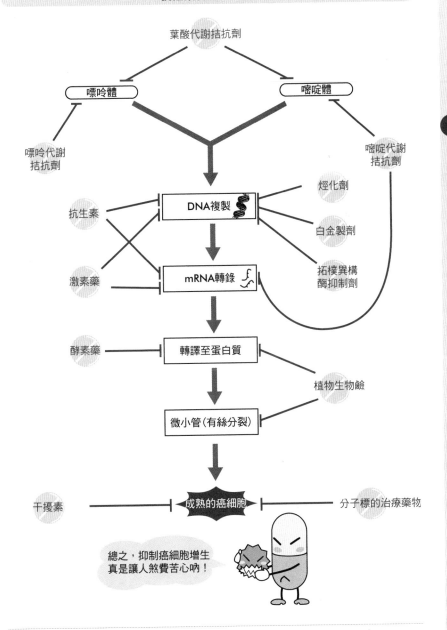

代謝拮抗劑有很多種，在癌細胞的分裂和增生的過程中，經由抑制特定酵素的作用，就可達到阻止癌細胞增生的效果。但是，因為正常細胞也含有這種酵素，所以服用這類藥物時，必定會產生副作用。而被視為標靶的主要酵素則是有能力去影響核酸構成成份中，與DNA複製有關的物質——嘌呤和嘧啶。

代謝拮抗劑的分類

代謝拮抗劑	代表藥劑(一般名)	作用機制
葉酸	滅殺除癌 （methotrexate）	抑制dihydrofolic acid reductase 抑制dUMP ➡ dTMP的轉換
嘌呤	巰嘌呤 （mercaptopurine）	與次黃呤核酸產生競爭性拮抗 抑制AMP和GMP的產生
嘧啶	氟尿嘧啶 （fluorouracil）	抑制胸腺嘧啶合脢 （thymidylate synthase） 抑制dUMP ➡ dTMP的轉換

❸ 抗生素

作為抗癌藥物使用的抗生素，會與癌細胞的DNA連結，導致DNA的合成受到抑制及癌細胞死亡。不同種類的抗生素，其抑制DNA合成的機制也有所差異。

❹ 植物生物鹼

植物生物鹼從植物而來，其具有抗癌的藥物成份。**長春花生物鹼**是一種植物生物鹼，其在細胞分裂時，能抑制**紡錘體**所引導的細胞分裂。紡錘體是由**微小管**所組成，而微小管則是由一種名為微管蛋白的蛋白質所聚集而成的。長春花生物鹼會與微管蛋白結合，造成微小管無法形成，藉此達到抑制細胞分裂的效果。

紫杉烷類衍生物也是另一種有名的植物生物鹼，這類藥物能適當地促進微管蛋白的聚合過程，達到抑制紡錘體形成的效果。

❺ 白金製劑

此藥含有白金元素，故稱為白金製劑，其作用機制與烴化劑相同，能與癌細胞的DNA結合，進而抑制DNA的合成。

❻ 酵素藥物

癌細胞也需要養分，尤其是屬於淋巴類的癌細胞，其必備的養分就是**天門冬氨酸**(胺基酸的一種)。酵素藥物可以將天門冬氨酸分解為氨，因而降低癌細胞內的天門冬氨酸的濃度。

❼ 激素藥物

性激素和**類固醇**可作為抗癌藥物。針對依賴性激素生存的癌症，如乳癌，就是採用含有抗激素作用的藥物(激素)來進行治療，如此才能抑制癌細胞的增生。

芳香族酶抑制劑為最近出現的藥物，但此類藥物並不是一種性激素。**芳香族酶**是一種能將雄激素轉換成雌激素的酵素，若能抑制該酵素的作用就能減少雌激素，對「依賴雌激素的癌細胞的增生」具有抑制的效果。

❽ 拓樸異構酶抑制劑

在複製DNA時，名為「拓樸異構酶」的酵素，具有將螺旋交錯的DNA予以切斷又予以連結的功能。**拓樸異構酶抑制劑**可以作用於拓樸異構酶，而使DNA的複製受到抑制。

▥▤ 分子標的治療藥物 ▤▥

　　癌細胞的增生過程有賴於「**增生訊息傳遞**[※]」的作用，若能阻斷癌細胞的傳遞路徑，便能抑制癌細胞的增生。

　　吉非替尼為上皮生長因子受體的抑制劑。一般認為，此藥會進入細胞並連結在生長因子受體上，抑制與癌細胞生長有關的**酪氨酸激酶酵素**的活性。

　　群司珠單抗對人類上皮生長因子第二受體具有抑制作用，會結合在癌細胞外圍，以阻隔來自生長因子的刺激。此外，此藥也具有讓免疫細胞容易聚集於癌細胞上的作用與功效。對**單株抗體**[※]大量出現的患者來說，相當有效。

　　甲磺酸伊馬替尼稱之為酪氨酸激酶抑制劑（tyrosine kinase inhibitor），能抑制酪氨酸激酶（tyrosine kinase）的活性，發揮抑制癌細胞增生的效果。此藥物會把白血病才會出現的Bcr-Abl[※]當作目標，進而發揮作用，而且還會與C-Kit[※]受體結合。

Column	抗癌藥物的副作用

　　吃藥必然有副作用，尤其是抗癌藥物。因副作用而不得不放棄持續服藥的病例相當多。在無論如何都必須長期服藥的時候，就必須考慮解決副作用的方法，請參考下表的代表範例：

副作用	藥劑
造血器官受損	紅血球生成激素(Erythropoietin,簡稱EPO)、顆粒性單核球的生長激素(CSF)
消化器官受損	$5HT_3$受體拮抗劑、類固醇藥物、抗組織胺藥
腎功能受損	白葉素(急救療法)
口腔炎	別嘌醇（allopurinol）、甲磺酸卡莫司他（camostat mesilate）、局部麻醉藥

※**增生訊息傳遞**　癌細胞的增生與各種分子有關。經由分子傳遞增生訊息，癌細胞才能得以增生。
※**單株抗體**　　　一般的抗體是由數個抗體生成細胞克隆(clone)所產生；相反地，由一個克隆(clone)所產生的抗體，該抗體的同質性較高。
※**Bcr-Abl**　　　是引發慢性骨髓性白血病的異常基因。
※**C-Kit**　　　　是接受血小板衍生生長因子(PDGF)和幹細胞因子(SCF)的受體。

分　類			一般名
細胞損害性抗癌藥物	烴化劑		環磷醯胺（cyclophosphamide） 美法崙（melphalan） 鹽酸尼莫司汀（nimustine hydrochloride）
	代謝拮抗劑		滅殺除癌（methotrexate） 氟尿嘧啶（fluorouracil） 巰嘌呤（mercaptopurine）
	抗生素		鹽酸阿黴素（doxorubicin hydrochloride） 鹽酸阿柔比星(aclarubicin hydrochloride) 絲裂黴素C（mitomycin C）
	植物生物鹼	長春花生物鹼	硫酸長春新鹼(vincristine sulfa) 硫酸長春地辛（Vindesine Sulfate）
		紫杉烷類衍生物	紫杉醇（paclitaxel）
	白金製劑		順鉑（cisplatin） 卡鉑（carboplatin） 奈達鉑（nedaplatin）
	酵素藥物		L-天門冬醯胺酶（L-Asparaginase）
	激素藥物		檸檬酸他莫昔芬（tamoxifen citrate） 依西美坦（exemestane） 醋酸亮丙瑞林（leuprorelin acetate）
	拓樸異構酶抑制劑		鹽酸伊立替康（irinotecan hydrochloride） 鹽酸拓撲替康（nogitecan hydrochloride） 依托泊苷（etoposide）
	其他		干擾素 α（interferon α） 噴司他丁（pentostatin）
分子標的治療藥物			群司珠單抗（trastuzumab） 吉非替尼（gefitinib） 甲磺酸伊馬替尼（imatinib mesilate）

Column 癌症的合併療法

由於並沒有一定有效的抗癌藥物，所以在癌症的實際治療上是以多種藥物組合的方式進行，以設法提高治療效果。

代表性癌症的主要合併化學療法

癌症種類	使用的藥劑
成人急性骨髓性白血病	柔紅黴素＋阿糖胞苷療法(緩解誘導治療法) 阿糖胞苷高劑量療法(鞏固療法)
非何杰金氏淋巴瘤	環磷醯胺＋阿黴素 長春新鹼+潑尼松龍 (CHOP療法)
何杰金氏淋巴瘤	阿黴素＋博來黴素＋ 長春鹼＋達卡巴嗪(ABVd療法)
非小細胞肺癌	順鉑＋新型抗癌藥物(長春瑞濱、吉西他濱、紫杉醇、多西他賽、CPT-11從中擇一) 卡鉑＋紫杉醇 卡鉑＋吉西他濱
小細胞肺癌	順鉑＋CPT-11 順鉑＋VP-16
乳癌	環磷醯胺＋滅殺除癌＋5-FU 環磷醯胺＋阿黴素 阿黴素＋紫杉醇 阿黴素＋多西他賽 紫杉醇＋群司珠單抗
胃癌	順鉑＋5-FU 順鉑＋S1 5-FU＋滅殺除癌 順鉑＋CPT-11
大腸癌	5-FU＋白葉素 5-FU＋滅殺除癌 CPT-11+5-FU+白葉素
卵巢癌	卡鉑＋紫杉醇
膀胱癌	滅殺除癌＋長春鹼＋ 阿黴素+順鉑(MVAC療法)

＊崛尾芳嗣：エキスパートナース(Expert Nurse)第20期第1號,P.53

附錄 1

心肌收縮和離子

很多人似乎都有「心律不整治療藥物的藥理知識很難」的感覺。之所以如此，是因為不瞭解心肌收縮的相關基本生理機制所致。因此，本文便將心肌收縮機制進行彙整。

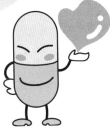

重點❶
「心臟的跳動」是電流刺激如骨牌般接連不斷地傳至整個心臟所致。

　　心臟收縮時，血液會被送往全身，由此可知，心肌是分作兩種肌肉來進行工作的。一種為**ordinary cardiac muscle**，其能利用收縮而將血液直接送出去；另一種則為**specialized cardiac muscle**，其能做出收縮的動作而產生刺激，並將此刺激傳送到整個心肌。

　　發生電流刺激的部位位於心臟的**竇房結**。此處所產生的刺激會先通過心肌再傳至位於心房與心室分界線的**房室結**。刺激一旦聚集於此，接著就會通過希氏束，並經由普金氏纖維傳達給右心室及左心室。這樣的刺激便能使心臟持續地跳動，而這個系統則稱之為**刺激傳導系統**。

心肌中的電流刺激

心肌的種類

心 肌	任 務
ordinary cardiac muscle	進行收縮運動，擔任幫浦工作的心肌。
specialized cardiac muscle	產生電流刺激，並將刺激傳至整個心臟的心肌。 不會收縮。

心臟與心電圖的關係

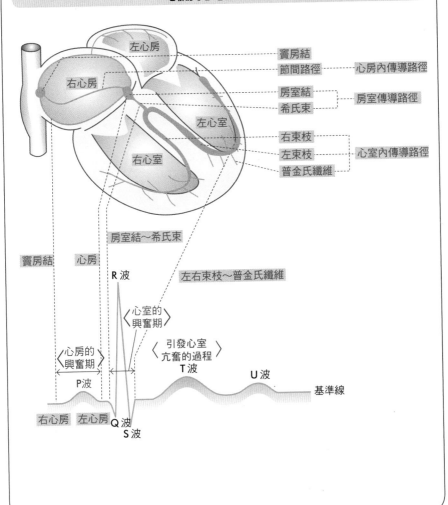

重點❷

「刺激傳導系統」的形成來自於心肌細胞的電流興奮。

心肌細胞在電流的刺激之後會有興奮與不興奮這兩種情況。一旦心肌細胞產生興奮，這種興奮刺激就會傳至相鄰的心肌細胞，並接著傳至隔壁的心肌細胞，「刺激」就這樣接連不斷地傳遞下去。為了完成刺激的傳遞，心肌細胞基本上會以類似這種方式從不興奮的狀態變為興奮的狀態。細胞不興奮時的電位稱為**靜止電位**，而細胞興奮時的電位則稱為**動作電位**。就因為動作電位是持續且長時間地進行作用，所以心臟才能不斷地緩緩跳動。

這裡要特別注意的一點就是：「靜止電位並非為零，而是為負電位(-80mV)」。而且，即使電位再興奮，最高也只能上升到比零還要高一些的位置。一旦上升至0mV以上，之後便又會逐漸降為負電位，並再恢復成靜止電位的狀態。這個刺激傳導系統的速度並非十分快速。具體來說，大約是一秒一公尺，換算成時速的話則是3.6公里/時，速度接近步行狀態。

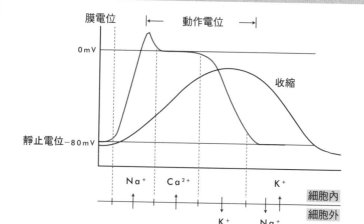

靜止電位和動作電位

重點❸

鈉離子、鉀離子及鈣離子這三種離子的活動，能使心肌產生興奮作用(即動作電位)

　　讓我們更仔細來看看心肌的電流興奮。以心肌細胞的細胞膜為分界來看，細胞膜的內側或外側都有離子存在。因為離子有正也有負，所以離子穿過膜時便會產生電流。在心電圖所見到的就是這種電流變化。

　　心肌細胞的內側或外側都存在著鈉離子、鉀離子及鈣離子的陽離子。只要這些離子進進出出地通過細胞薄膜，電位就會出現變化，這樣的變化就是引發細胞興奮的原因。因此，離子的移動如果受到抑制的話，電位就不會產生變化，也就是「興奮不會被引發了」，這些現象都與用來治療心律不整的藥物的藥理作用有很大的關係。

　　離子的流動有兩個方式：一個是使用入口（**離子通道**），讓離子能夠通過；另一個則是使用**幫浦**強制性地讓離子流進與流出。在動作電位發生的過程中，最重要的是「**鈉鉀幫浦**」——其能使鈉離子向細胞內流動，並使鉀離子往細胞外流動。

何謂不反應期

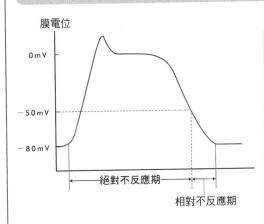

膜電位

0 mV

−50 mV

−80 mV

絕對不反應期

相對不反應期

絕對不反應期
開始去極化。接著，電位因為再極化而開始下降，並回復至-50mV。此時，神經就算受到任何的刺激也不會再出現興奮的狀態了。

相對不反應期
只要受到比平常還要強的刺激，就會產生興奮。

重點❹
靜止電位狀態是鉀離子沒有在細胞內外進行流動所致。

　　不興奮狀態的電位稱之為「靜止電位」，就是 -80mV，這在前面已經說明過了。那麼，要怎樣才能形成這種狀態呢？

　　其實，心肌細胞的內側與外側存在著豐富的鈉離子與鉀離子。在這裡，只要**鈉鉀幫浦**一運作，細胞內的電位就會變成負極狀態。之所以如此，是因為鈉鉀幫浦將「兩個鉀離子拿進細胞內」並以將「三個鈉離子移出細胞外」作為交換所致。也就是說，細胞內少了一個陽離子，因此便形成了負電位。

　　結果，鈉鉀幫浦的這種功能便使得細胞內的鉀離子變多，並改變細胞內外的鉀離子濃度。如此一來，為了使濃度相同，細胞內的鉀離子便由離子通道流出去。結果就產生了兩股力量：「鉀離子通過離子通道而往細胞外流動的力量」以及「鈉鉀幫浦所產生的細胞內的負極狀態對K⁺正離子的拉力」的力量。當這兩種力量平衡時，鉀離子就無法隨意地流動了。這時的狀態就是所謂的「**靜止電位**」狀態。

靜止電位的機制

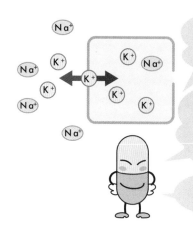

與細胞外相比，由於細胞內是 ―，所以會產生吸引 K^+ 正離子的力量（ ➡ ）。

由於細胞外的 K^+ 比細胞內的 K^+ 少，所以出現了因濃度不平衡而向外流動的力量（ ⬅ ）。

兩個力量使 K^+ 動彈不得，因而產生了靜止電位。

重點❺

一旦給予處於靜止電位的細胞電流的刺激,細胞便會為了使負電位上升成正電位而產生動作電位。這時,鈉離子會開始往細胞內流動(去極化)。

我們經常聽到「**去極化**」,為了徹底理解這個詞的意義,首先必須要理解「極化」的意思。極化,常稱為「電位差的存在狀態」。因此,去極化很自然的就是「接近無電位差的狀態」。然而,此處所說的**去極化**是指,「-80mV的電位差趨近於零的過程」,而**再極化**則是「再度產生電位差的過程」。

事實上,在靜止電位狀態時,鈉離子通道是關閉的,所以並不會有鈉離子流動的現象。可是,一旦加上了電流的刺激,離子通道便會開啟,帶有正電的鈉離子就能一口氣地流進負極狀態的細胞內。如此一來,細胞內的電位就會不斷地朝0mV上升,這就是所謂的去極化。而這種去極化現象便能使細胞產生興奮。

通道與幫浦

離子通道

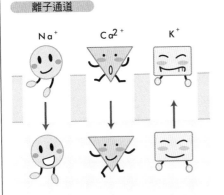

鈉鉀幫浦

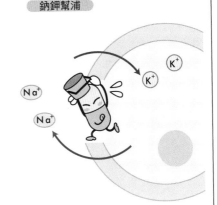

重點❻
為了讓鈉離子流動所產生的興奮持續下去，此時鈣離子就開始往細胞內流動。接著，鉀離子則會往細胞外流動。

鈉離子流入細胞內而產生了細胞的興奮，接著，該鈉離子的流動會停止。這個時候的電位會處於0mV左右。鈉離子的流動一旦結束，鈣離子通道接著就會開啟，鈣離子便因此而蜂擁進細胞內。之後，鉀離子則會開始從鉀離子通道流出細胞外，這時細胞內的電位為了要上升至零，所以鉀離子進入細胞的力量就會減弱。

如此一來，鈣離子的流入和鉀離子的流出便達成了平衡，上升後的電位就可以維持在零附近。

重點❼
鈣離子通道關閉的時候，鈣離子便停止流入細胞，而僅剩鉀離子繼續流出細胞外，所以細胞內的電位便開始下降(再極化)。

心肌細胞在興奮了一段時間之後就會自動關閉鈣離子通道，並停止鈣離子往細胞內的流動。但是，鉀離子則仍然繼續由鉀離子通道向細胞外流動。這樣一來，電位便逐漸下降，直到回復至靜止電位-80mV為止。這樣的過程稱為**「再極化」**。

免疫機制

有害物質一旦從外部侵入體內,就會啟動用來保護身體的防禦機制。而且,與防禦機制有關的部份細胞會把這時候的情報記憶下來,這麼做是為了下次再遇到相同的有害物質入侵時,身體可以及時反應以避免受到疾病的感染。這就是我們所說的「免疫」。

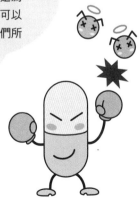

與其說免疫是辨識外敵,還不如說「免疫」原本的意思其實是指「區別自體和非自體(不是自己本身的東西)並排除掉非自體物質」。

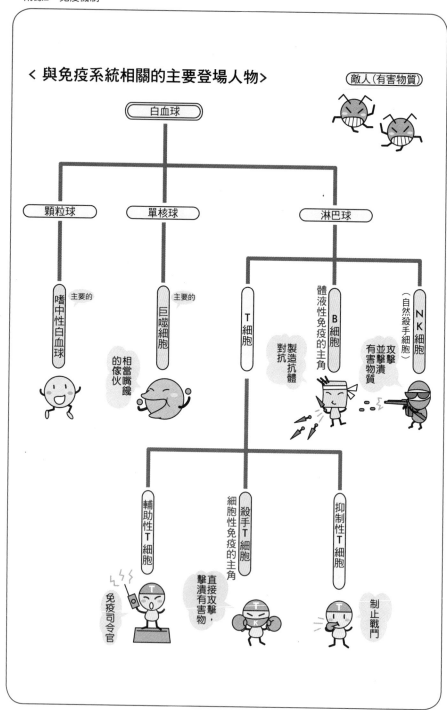

< 與免疫系統相關的主要登場人物 >

＜用四格漫畫一起來了解免疫反應吧！＞

輔助性T細胞接獲報告進行指揮作戰，判斷是否該進行攻擊

向輔助性T細胞報告該把什麼吃掉

不只吃細菌和病毒，像是塵埃、壁蝨及花粉等等的東西我都可以吃唷！
貪吃鬼巨噬細胞

我不像巨噬細胞那樣貪吃，嗜中性白血球最喜歡的東西就是細菌

在全身執行巡邏工作的通常是嗜中性白血球和NK細胞

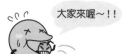

大家來喔～！！

呼叫！巨噬細胞或
嗜中性白血球快來
支援唷！

從巨噬細胞和B細胞
那裡獲得敵人情報

傳遞敵情的
B細胞

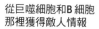

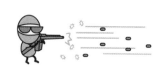

B細胞
在收到司令官的指示
前並不會發動攻擊。
只在想要向司令官傳
達入侵者的情報時，
才會產生反應

NK細胞
不屬於輔助性T細
胞的免疫系統
單獨行動、就連是
否要攻擊都由自己
判斷

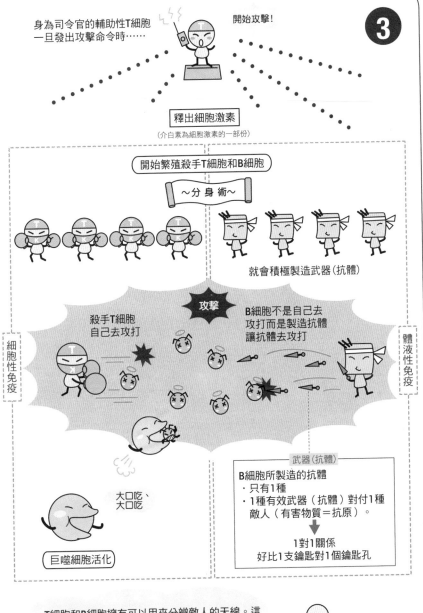

身為司令官的輔助性T細胞
一旦發出攻擊命令時……

開始攻擊!

③

釋出細胞激素

(介白素為細胞激素的一部份)

開始繁殖殺手T細胞和B細胞

~分 身 術~

就會積極製造武器(抗體)

攻擊

殺手T細胞
自己去攻打

B細胞不是自己去
攻打而是製造抗體
讓抗體去攻打

細
胞
性
免
疫

體
液
性
免
疫

大口吃、
大口吃

巨噬細胞活化

武器(抗體)

B細胞所製造的抗體
・只有1種
・1種有效武器(抗體)對付1種
敵人(有害物質=抗原)。

1對1關係
好比1支鑰匙對1個鑰匙孔

T細胞和B細胞擁有可以用來分辨敵人的天線。這
個天線稱為抗原受體。也就是將抗原視為 鑰
匙,將它放進符合的鑰匙孔 裡,即受體內。

4

攻擊結束!!

Pi—

抑制性T細胞
使戰鬥停止,
發出中止信號。

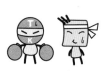

部分T細胞和B細胞會
保留記憶,並在下次
進行攻擊時才會聚集
在一起。

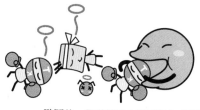

戰鬥後,巨噬細胞吃掉死掉的T細胞
與B細胞,並進行收尾動作。

〈 附贈小語 〉

Q 對付一種敵人就只用一種有效武器（抗體）,這樣真的沒問題嗎?

A 沒問題的！
為什麼呢?因為抗原受體至少
準備了100萬種以上,這些抗
原受體所帶來的拿手好戲可以
對付那些尚未被發現的外敵。

據說,就算是健康的人體,每天也
大約有3000個細胞正在進行癌化,
可是我們卻都不會因此得到癌症,
這全要歸功於幫我們把正在進行癌
化的細胞一個個擊潰的NK細胞。

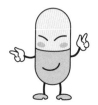

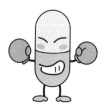

附錄 **3**

治療用藥清單
(分類、一般名、商品名)

我們整理出臨床實驗的實際常用藥
物。一般名往往並不使用，所使用
的幾乎都是商品名。

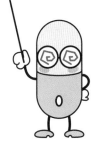

紅色字體的藥物（一般名）
將在本書中陸續地登場。

1-1 止瀉藥

分　類	一般名	主要的商品名
整腸藥	比菲德氏菌(bifidobacterium) 酪酸菌(clostridium) 乳酸菌(lactic acid bacteria)	ラックビー ミヤBM、ビオスリー ビオフェルミンR
腸道運動抑制劑	鹽酸洛哌丁胺(loperamide hydrochloride)	ロペミン
收斂劑	鉍(bismuth) 鞣酸蛋白(albumin tannate)	次硝酸ビスマス(各社) タンナルビン
吸附劑	天然矽酸鋁(natural aluminum silicate) 二甲矽油(dimethicone)	アドソルビン ガスコン
抗膽鹼藥物	東莨菪萃取物(scopolia extract)	ロートエキス(各社)
麻醉藥	磷酸可待因 (codeine phosphate)	リン酸コデイン

1-2 便秘的治療藥物

分　類			一般名	主要的商品名
滲透壓型瀉藥	鹽類瀉藥		氧化鎂(magnesium oxide) 硫酸鎂(magnesium sulfate) 硫酸鈉(sodium sulfate) 檸檬酸鎂(Magnesium citrate)	マグコロール
	容積型瀉藥		羧甲基纖維素鈉 (Carmellose Sodium) 寒天	バルコーゼ カンテン
	潤滑性瀉藥		硫代丁二酸鈉二辛酯 (Dioctyl sodium sulfo succinate)	バルコゾル
	糖類瀉藥		D-山梨醇(D-Sorbitol) 乳酮醣(Lactulose)	D-ソルビトール モニラック、ラクツロース
刺激型瀉藥	小腸刺激型瀉藥		蓖麻油 (Ricinus Communis Oil)	ヒマシ油
	大腸刺激型瀉藥	酚肽類	樂可舒(Bisacodyl) 匹可硫酸鈉(Sodium picosulfate)	テレミンソフト ラキソベロン
		蒽醌類	決明(Senna) 番瀉苷(sennoside) 大黃(Rheum) 蘆薈(Aloe)	アジャストA プルゼニド セチロ アロエ
自律神經系統型瀉藥			泛硫乙胺(pantethine)	パントシン

1-3 改善高尿酸血症及痛風的藥物

分　類		一般名	主要的商品名
痛風未發作時的服用藥物	尿酸生成抑制藥物	別嘌醇(allopurinol)	アロシトール、ザイロリック
	尿酸排泄促進藥物	丙磺舒(probenecid) 苯溴馬龍(benzbromarone)	ベネシッド ベンズマロン、ユリノーム
	尿液鹼性化藥物	碳酸氫鈉 (sodium hydrogen carbonate) 檸檬酸鈉(sodium citrate)	重曹 ウラリットU
痛風發作時的服用藥物		秋水仙素(colchicine)	コルヒチン
	非類固醇類消炎藥	那普洛辛(naproxen) 吲哚美辛(indomethacin)	ナイキサン インダシン

1-4 高脂血症的治療物

分　類	一般名	主要的商品名
施德丁類藥物	普伐他汀鈉(pravastatin sodium) 辛伐他汀(simvastatin) 氟伐他汀鈉(fluvastatin sodium) 阿伐他汀鈣水合物(atorvastatin calcium hydrate) 匹伐他汀鈣(pitavastatin calcium) 瑞舒伐他汀鈣(rosuvastatin calcium)	メバロチン リポバス ローコール リピトール リバロ クレストール
陰離子交換樹脂	考來烯胺(colestyramine) 考來替(colestimide=colestilan)	クエストラン コレバイン
纖維酸類藥物	氯苯乙酯(clofibrate) 克利貝特(clinofibrate) 苯扎貝特(bezafibrate) 非諾貝特(fenofibrate)	ヒポセロール リポクリン ベザトールSR リピディル
尼古丁酸衍生物	菸鹼酸維戊素(tocopherol nicotinate) 尼可莫爾(nicomol) 戊四煙酯(niceritrol)	ユベラN コレキサミン ペリシット
普羅布考	普羅布考(probucol)	シンレスタール ロレルコ
EPA製劑	廿六烷五烯酸乙酯 (ethyl icosapentate)	エパデール
膽固醇吸收抑制劑	依折麥布(ezetimibe)	ゼチーア

1-5 青光眼的治療藥物

分　類	一般名	主要的商品名
高滲透壓藥物	D-甘露醇(D-mannitol) 異山梨醇(isosorbide) 濃甘油(glycerine)	マンニットールS イソバイド グリセオロール
β阻斷劑	馬來酸噻嗎洛爾(timolol maleate) 鹽酸卡替洛爾(carteolol hydrochloride) 鹽酸倍他洛爾(betaxolol hydrochloride)	チモプトール ミケラン ベトプティック
碳酸脫水酵素抑制劑	乙醯唑胺(acetazolamide)	ダイアモックス
副交感神經興奮劑	鹽酸匹魯卡品(pilocarpine hydrochloride)	サンピロ
交感神經興奮劑	鹽酸地匹福林(dipivefrine hydrochloride)	ピバレフリン
前列腺素製劑	異丙基優諾普司通(isopropyl unoprostone)	レスキュラ

1-6 白內障的治療藥物

分　類	一般名	主要的商品名
醌式學說	比麗明點眼液(pirenoxine)	カタリン・K
氧化學說	還原型穀胱甘胺酸(Glutathione (Reduced type)	タチオン
	唾液腺激素藥	パロチン

1-7 非類固醇類消炎藥物(NSAIDs)

分　　類			一般名	主要的商品名
烯醇 酸類	昔康類		美洛昔康(meloxicam) 氯諾昔康(lornoxicam) 安吡昔(ampiroxicam)	モービック ロルカム フルカム
羧酸類	芳基醋酸類	異噁唑醋酸類	莫苯唑酸(mofezolac)	ジソペイン
		吡喃醋酸類	依托度酸(etodolac)	ハイペン
		奈類	萘丁美酮(nabumetone)	レリフェン
		吲哚醋酸類	吲哚美辛法尼酯(indometacin farnesil) 舒林酸(sulindac)	インフリー クリノリル
		苯醋酸類	雙氯芬酸鈉(diclofenac sodium)	ボルタレン
	丙酸類		扎托布洛芬(zaltoprofen) 普拉洛芬(pranoprofen) 洛索洛芬(loxoprofen sodium) 酮洛芬(ketoprofen) 布洛芬(ibuprofen)	ソレトン ニフラン ロキソニン メナミン、カピステン ブルフェン
	芬那酸類 (鄰胺基苯甲酸類)		甲芬那酸(Mefenamic Acid)	ポンタール
	柳酸類		乙醯柳酸(acetylsalicylic acid) (阿斯匹靈) 二鋁酸(dialuminate)	アスピリン バファリン
鹼性 (非酸性)	苯并噻唑啉酮類		鹽酸噻拉米特(tiaramide hydrochloride)	ソランタール

1-8 前列腺肥大的治療藥物

分　　類		一般名	主要的商品名
前列腺 肥大的 治療藥 物	抗雄性激素	醋酸氯地孕酮(chlormadinone acetate) 烯丙雌醇(allylestrenol)	プロスタール パーセリン
	α₁阻斷劑	鹽酸坦索羅辛(tamsulosin hydrochloride) 萘哌地爾(naftopidil)	ハルナール フリバス
改善頻 尿的藥 物	抗膽鹼藥物	鹽酸服拉沃塞特(flavoxate hydrochloride)	ブラダロン
		鹽酸奧昔布寧(oxybutynin hydrochloride) 鹽酸丙哌維林(propiverine hydrochloride) 酒石酸托特羅定(tolterodine tartrate)	ポラキス バップフォー デトルシトール

2-1 糖尿病的治療藥物

分 類		一般名	主要的商品名
胰島素製劑(注射劑)	超速效型		ヒューマログ ノボラピッド
	速效型		ノボリンR ペンフィルR イスジリン ヒューマリンR ノボレットR ヒューマカートR
	標準型		セミレンテイスジリン
	中間型		モノタード注 レンテイスジリン NPHイスジリン ノボリンN ヒューマリンN ペンフィルN ヒューマカートN
	混合型		ノボリン30R ペンフィル10~50R ヒューマカート3/7 ヒューマリン3/7
	持續型		ウルトラレンテイスジリン ノボリンU ヒューマリンU プロタミン亜鉛イスジリン
口服劑	SU類	氨磺(tolbutamide) 氯磺丙(chlorpropamide) 醋酸己脲(acetohexamide) 格列吡脲(glyclopyramide) 格列本脲(glibenclamide) 格列齊特(gliclazide) 格列美脲(glimepiride) 格列丁唑(glybuzole) 那格列奈(nateglinide) 米格列奈鈣(水合物) (mitiglinide calcium Hydrate)	ヘキストラスチノン アベマイド ジメリン デアメリンS ダオニール グリミクロン アマリール グルデアーゼ スタシース、ファスティック グルファスト
	BG類	鹽酸丁雙胍(buformin hydrochloride) 鹽酸二甲雙胍(metformin hydrochloride)	ジベトスB グリコラン、メルビン
	胰島素抗性改善藥	鹽酸吡格列酮(pioglitazone hydrochloride)	アクトス
	α葡萄糖苷酵素抑制劑	阿卡波糖(acarbose) 伏格列波糖(voglibose) 米格列醇(miglitol)	グルコバイ ベイスン セイブル
	醛醣還原酵素抑制劑	依帕司他(epalrestat)	キネダック
	其他	鹽酸美西律(mexiletine hydrochloride) 維生素B$_{12}$(vitamin B$_{12}$)	メキシチール メチコバール

附錄3
治療用藥清單

215

2-2 心臟衰竭的治療藥物

分　類		一般名	主要的商品名
減輕心臟的負擔	ACE抑制劑	巰甲丙脯酸(captopril) 馬來酸依那普利 (enalapril maleate)	カプトリル レニベース
	ARB	洛沙坦鉀(losartan potassium)	ニューロタン
	利尿劑	呋喃苯胺酸(furosemide) 螺內酯(spironolactone)	ラシックス アルダクトンA
	利尿多胜肽	卡培立肽(carperitide)	ハンプ
	β阻斷劑	卡維地洛(carvedilol)	アーチスト
增強縮力	毛地黃製劑	地高辛(digoxin) 甲基地高辛(methyldigoxin) 海蔥次苷(proscillaridin)	ジゴシン ラニラピッド タルーシン
	兒茶酚胺	鹽酸多巴胺(dopamine hydrochloride) 鹽酸多巴酚丁胺(dobutamine hydrochloride) 多卡巴胺(docarpamine)	イノバン、カタボン ドブトレックス タナドーパ
	磷酸二酯酶抑制劑	鹽酸奧普力農 (olprinone hydrochloride) 米力農(milrinone) 氨力農(amrinone)	コアテック ミルリーラ アムコラル、カルトニック

高血壓的治療藥物

分　類		一般名	主要的商品名
利尿劑	噻嗪類	氫氯塞治(hydrochlorothiazide) 三氯噻嗪(trichlormethiazide) 泌排特(benzylhydrochlorothiazide)	ダイクロトライド フルイトラン ベハイド
	類似噻嗪類的藥物	美替克崙(meticrane) 吲達帕胺(indapamide) 氯噻酮(chlortalidone) 美夫西特(mefruside)	アレステン ナトリックス ハイグロトン バイカロン
	環類	呋喃苯胺酸(furosemide)	ラシックス
	保鉀型利尿劑	螺內酯(spironolactone) 氨苯蝶啶(triamteren)	アルダクトンA トリテレン
β阻斷劑	β₁非選擇性 ISA(-)	鹽酸普萘洛爾(propranolol hydrochloride) 納多洛爾(nadolol) 吲哚洛爾(pindolol) 尼普地洛(nipradilol) 鹽酸替利洛爾(tilisolol hydrochloride)	インデラル ナディック カルビスケン ハイパジール セレカル
	β₁非選擇性 ISA(+)	鹽酸茚諾洛爾(indenolol hydrochloride) 鹽酸卡替洛爾(carteolol hydrochloride) 吲哚洛爾(pindolol) 鹽酸布尼洛爾(bunitrolol hydrochloride) 硫酸噴布洛爾(penbutolol sulfate) 丙二酸波吲洛爾(bopindolol malonate)	プルサン ミケラン カルビスケン ベトリロール ベータプレシン サンドノーム
	β₁選擇性 ISA(-)	阿替洛爾(atenolol) 富馬酸比索洛爾(bisoprolol fumarate) 鹽酸倍他洛爾(betaxolol hydrochloride) 鹽酸貝凡洛爾(bevantolol hydrochloride) 酒石酸美托洛爾(metoprolol tartrate)	テノーミン メインテート ケルロング カルバン セロケン
	β₁選擇性 ISA(+)	鹽酸醋丁洛爾(acebutolol hydrochloride) 鹽酸塞利洛爾(celiprolol hydrochloride)	アセタノール セレクトール
鈣離子拮抗劑		苯磺酸氨氯地平(amlodipine besylate) 阿雷地平(aranidipine) 鹽酸依福地平(efonidipine hydrochloride) 西尼地平(cilnidipine) 鹽酸尼卡地平(nicardipine hydrochloride) 尼索地平(nisoldipine) 尼群地平(nitrendipine) 硝苯地平(nifedipine) 尼伐地平(nilvadipine)	アムロジン、ノルバスク サプレスタ ランデル アテレック ペルジピン バイミカード バイロテンシン アダラート ニバジール

分　類	一般名	主要的商品名
鈣離子拮抗劑	鹽酸巴尼(barnidipinehydrochloride) 非洛地平(felodipine) 鹽酸貝尼地(benidipinehydrochloride) 鹽酸馬尼地(manidipinehydrochloride) 阿折地(azelnidipine) 鹽酸地爾硫卓(diltiazemhydrochloride)	ヒポカ スプレンジール コニール カルスロット カルブロック ヘルベッサー
ACE抑制劑	巰甲丙脯酸(captopril) 馬來酸依那普利(enalapril maleate) 阿拉普利(alacepril) (delapril hydrochloride) 西拉普利(cilazapril) 賴諾普利(lisinopril) 鹽酸貝那普(benazeprilhydrochloride) 鹽酸咪達普利(imidapril hydrochloride) 鹽酸替莫普(temocaprilhydrochloride) 鹽酸喹那普利(quinapril hydrochloride) 群多普利(trandolapril) 培哚普利特丁胺鹽(perindopril erbumine)	カプトリル レニベース セタプリル アデカット インヒベース ゼストリル、ロンゲス チバセン タナトリル エースコール コナン オドリック、プレラン コバシル
ARB	洛沙坦鉀(losartan potassium) 坎地沙坦西來替昔酯(candesartan cilexetil) 纈沙坦(valsartan) 替米沙坦(telmisartan)	ニューロタン ブロプレス ディオバン ミカルディス
α₁阻斷劑	鹽酸哌唑嗪(prazosin hydrochloride) 鹽酸布那唑(bunazosinhydrochloride) 鹽酸特拉唑嗪(terazosinhydrochloride) 烏拉地爾(urapidil) 甲磺酸多沙唑嗪(doxazosin mesilate)	ミニプレス デタントール ハイトラシン エブランチル カルデナリン
αβ阻斷劑	鹽酸氨磺洛(amosulalolhydrochloride) 鹽酸阿羅洛(arotinololhydrochloride) 卡維地洛(carvedilol) 鹽酸拉貝洛爾(labetalolhydrochloride)	ローガン アルマール アーチスト トランデート
α₂興奮劑	鹽酸可樂定(clonidine hydrochloride) 甲基多巴(methyldopa) 醋酸胍那苄(guanabenz acetate) 鹽酸胍法辛(guanfacinehydrochloride)	カタプレス アルドメット ワイステン エスタリック

2-4 消化性潰瘍的治療藥物

分 類			一般名	主要的商品名
除菌療法	抗生素	盤尼西林類	安莫西林(amoxicillin)	サワシリン
		巨環類	克拉黴素(clarithromycin)	クラリス、クラリシッド
	除了抗生素外，其他能根除幽門螺旋桿菌的藥物。	質子泵抑制劑	奧美拉唑(omeprazole)	オメプラール
			蘭索拉唑(lansoprazole)	タケプロン
			雷貝拉唑(rabeprazole)	パリエット
		抗毛滴蟲藥物	甲硝唑(metronidazole)	フラジール
		抗痙攣藥物	次硝酸鉍(bismuth subnitrate)	ビスマス
攻擊因子抑制藥物	胃液分泌抑制劑	H₂阻斷劑	喜美治定(cimetidine)	タガメット
			鹽酸雷尼替丁(ranitidine hydrochloride)	ザンタック
			法莫替丁(famotidine)	ガスター
			鹽酸羅沙替丁(roxatidine hydrochloride)	アルタット
			尼扎替丁(nizatidine)	アシノン
			拉呋替丁(lafutidine)	ストガー、プロテガジン
		抗胃泌素藥物	丙穀胺(proglumide)	プロミト
		抗膽鹼藥物	丁溴東莨菪鹼(scopolamine butylbromide)	ブロミド
		抗毒蕈鹼藥物	鹽酸哌崙西平(pirenzepine hydrochloride)	ガストロゼピン
		質子泵抑制劑（PPI）	參照上方	參照上方
	制酸劑		乾燥氫氧化鋁膠片 (dried aluminum hydroxide Gel)	マーロックス
防禦因子增強藥物	覆蓋保護作用		硫糖鋁(sucralfate)	アルサルミン
	肉芽形成促進作用		尿囊素鋁(aldioxa)	アスコンプ
	黏液分泌促進作用		替普瑞酮(teprenone)	セルベックス
	胃黏膜血液循環促進作用		鹽酸西曲酸酯(cetraxate hydrochloride)	ノイエル
	前列腺素作用		奧諾前列素(ornoprostil)	アロカ
			恩前列素(Enprostil)	カムリード

2-5 骨質疏鬆症的治療藥物

分 類		一般名	主要的商品名
鈣製劑		L-天門冬氨酸鈣(Calcium L-Aspartate)	アスパラ-CA
		葡萄糖酸鈣(calcium gluconate)	カルチコール
		乳酸鈣(calcium lactate)	乳酸カルシウム
活化型維生素D₃製劑		阿法骨化醇(alfacalcidol)	アルファロール
		骨化三醇(calcitriol)	ロカルトロール
雌性激素藥		雌三醇(estriol)	エストリール、ホーリン
		結合型雌性激素(conjugated estrogens)	プレマリン
抑鈣激素製劑		鮭魚抑鈣激素(calcitonin salmon)	カルシトラン、サーモトニン
		依降鈣素(elcatonin)	エルシトニン
維生素K製劑		四烯甲萘醌(menatetrenone)	グラケー
雙磷酸鹽類製劑		羥乙膦酸鈉(etidronate disodium)	ダイドロネル
		阿崙膦酸鈉(水合物)(alendronate sodium hydrate)	フォサマック、ボナロン
		利塞膦酸鈉(水合物)(risedronate sodium hydrate)	アクトネル、ベネット
其 他		依普黃酮(ipriflavone)	オステン
	SERM	鹽酸雷洛昔芬(raloxifene hydrochloride)	エビスタ

2-6 甲狀腺疾病的治療藥物

分　類		一般名	主要的商品名
甲狀腺機能減退的治療藥物 (甲狀腺激素)		乾燥甲狀腺（T₃、T₄） 左甲狀腺素(levothyroxine)（T₄） 碘塞羅寧(liothyronine)（T₃）	チラーヂン、チレオイド チラーヂンS チロナミン
甲狀腺機能亢進的治療藥物 (抗甲狀腺藥物)	甲狀腺素合成抑制劑	甲巰咪唑(thiamazole) 丙硫氧嘧啶 (propylthiouracil)	メルカゾール チウラジール、プロパジール
		碘	

2-7 心絞痛的治療藥物

分　類	一般名	主要的商品名
硝酸藥	硝化甘油(nitroglycerin) 二硝酸異山梨醇(isosorbide dinitrate)	ニトロペン、ニトロダーム ニトロール
鈣離子拮抗劑	硝苯地平(nifedipine) 尼群地平(nitrendipine) 鹽酸貝尼地平(benidipine hydrochloride) 尼索地平(nisoldipine) 苯磺酸氨氯地平(amlodipine besilate) 鹽酸地爾硫卓(diltiazem hydrochloride) 鹽酸維拉帕米(verapamil hydrochloride) 鹽酸依福地平(efonidipine hydrochloride) 鹽酸苄普地爾(bepridil hydrochloride)	アダラート・CR・L バイロテンシン コニール バイミカード アムロジピン、ノルバスク ヘルベッサー・R ワソラン ランデン ベプリコール
β 阻斷劑	吲哚洛爾(pindolol) 鹽酸卡替洛爾(carteolol hydrochloride) 鹽酸普萘洛爾(propranolol hydrochloride) 尼普地洛(nipradilol) 富馬酸比索洛爾(bisoprolol fumarate) 酒石酸美托洛爾(metoprolol tartrate) 阿替洛爾(atenolol) 卡維地洛(carvedilol) 鹽酸拉貝洛爾(labetalol hydrochloride)	カルビスケン ミケラン インデラル ハイパジール メインテート セロケン、ロプレソール テノーミン アーチスト トランデート
冠狀動脈血管舒張劑	雙嘧達莫(dipyridamole) 硝煙酯(nicorandil) 鹽酸地拉卓(dilazepHydrochloride) 鹽酸曲美他嗪(trimetazidine hydrochloride) 曲匹地爾(trapidil)	ペルサンチン シグマート コメリアン バスタレル ロコルナール

2-8 血栓形成抑制劑

分 類		一般名	主要的商品名
血栓溶解劑	尿激酶製劑	尿激酶(urokinase)	ウロキナーゼ、ウロナーゼ
	t-PA製劑	阿替普酶(alteplase) 替索激酶(tisokinase) 孟替普酶(monteplase) 帕米普酶(pamiteplase) 那沙普酶(nasaruplase)	アクチバシン ハパーゼ、プラスベータ クリアクター ソリナーゼ トロンボリーゼ
抗凝血藥物		肝素鈉(heparin sodium) 華法林鉀(warfarinpotassium)	ヘパリン、ノボヘパリン ワーファリン
抗血小板藥物		阿斯匹靈(aspirin) 雙嘧達莫(dipyridamole) 鹽酸噻氯匹定(ticlopidine hydrochloride) 西洛他唑(cilostazol) 鹽酸沙格雷酯(sarpogrelate hydrochloride) 奧扎格雷鈉(ozagrel sodium)	バイアスピリン、バファリン アンギナール、ペルサンチン パナルジン プレタール アンプラーグ カタクロット

2-9 偏頭痛的治療藥物

分 類		一般名	主要的商品名
偏頭痛發作時的使用藥物	麥角胺製劑	酒石酸麥角胺 (ergotamine tartrate) 甲磺酸雙氫麥角胺 (dihydroergotamine mesilate)	カフェルゴット ジヒデルゴット
	非類固醇類消炎藥	阿斯匹靈(aspirin)	アスピリン
	翠普登類藥物	舒馬普坦(sumatriptan)	イミグラン
預防偏頭痛的藥物	鈣離子拮抗劑	鹽酸洛美利嗪 (lomerizine hydrochloride)	ミグシス、テラナス
	β阻斷劑	鹽酸普萘洛爾 (propranolol hydrochloride)	インデラル
	抗憂鬱藥	鹽酸阿米替林 (amitriptyline hydrochloride)	トリプタノール

3-1 癲癇的治療藥物

分 類	一般名	主要的商品名
抗癲癇藥物	癲能停(phenytoin) 癲通(carbamazepine) 乙琥胺(ethosuximide) 帝拔癲(sodium valproate) 魯米拿(phenobarbital) 邁蘇靈(Primidone) 氯硝西泮(clonazepam) 地西泮(diazepam) 氯巴占(clobazam) 唑尼沙胺(zonisamide) 加巴噴丁(gabapentin)	アレビアチン テグレトール エピレオプチマル デパケン フェノバール プリミドン ランドセン、リボトリール セルシン マイスタン エクセグラン ガバペン

3-2 感染症狀的治療(抗生素)

分　類		一般名	主要的商品名
抗生素	盤尼西林類	安莫西林(Amoxicillin) 哌拉西林鈉(Piperacillin Sodium) 氨苄西林(Ampicillin)	サワシリン ペントシリン ビクシリン
	頭芽胞菌素類	鹽酸頭孢替安(CefotiamHydrochloride) 拉氧頭孢鈉(Latamoxef Sodium) 頭孢克肟(Cefixime)	パンスポリン シオマリン セフスパン
	氨基糖苷類	硫酸慶大黴素(Gentamicin Sulfate) 妥布黴素(Tobramycin) 硫酸阿貝卡星(Arbekacin sulfate)	ゲンタシン トブラシン ハベカシン
	巨環類	紅黴素(Erythromycin) 克拉黴素(Clarithromycin) 阿奇黴素一水合物(azithromycin hydrate)	エリスロシン クラリシッド、クラリス ジスロマック
	四環黴素類	鹽酸米諾環素(minocycline hydrochloride) 鹽酸四環黴(Tetracyclinehydrochloride) 鹽酸多西環(doxycyclinehydrochloride)	ミノマイシン アクロマイシン ビブラマイシン
	氯黴素類	氯黴素(chloramphenicol) 甲磺氯黴素(thiamphenicol)	クロロマイセチン アーマイ
	噁唑烷類	利奈唑胺(linezolid)	ザイボックス
	酮內酯類	泰利黴素(telithromycin)	ケテック
	林可黴素類	鹽酸林可(lincomycinhydrochloride) 磷酸克林黴素(clindamycin phosphate)	リンコシン ダラシンS
	磷黴素類	磷黴素(fosfomycincalcium)	ホスミシン
	單內醯胺類	氨曲南(aztreonam) 卡蘆莫南鈉(carumonam sodium)	アザクタム アマスリン
	碳青黴烯類	美羅培南三水合物(meropenemtrihydrate) 比阿培南(biapenem) 多尼培南一水合物(doripenem hydrate)	メロペン オメガシン フィニバックス
	青黴烯類	法羅培南鈉(faropenem sodium)	ファロム
	胜肽類	多黏菌素B 硫酸鹽(polymyxin B sulfate) 鹽酸萬古(vancomycinhydrochloride) 替考拉寧(teicoplanin)	硫酸ポリミキシンB 塩酸バンコマイシン タゴシッド
	新奎諾酮類	左氧氟沙星(levofloxacin) 加替沙星一水合物(gatifloxacinhydrate) 諾氟沙星(norfloxacin) 鹽酸莫西沙(moxifloxacinhydrochloride)	クラビット ガチフロ バクシダール アベロックス

3-3 巴金森氏症的治療藥物

分　類		一般名	主要的商品名
左多巴製劑 (L-dopa)		左多巴(L-Dopa)	ドパストン、ドパール
多巴胺放出促進藥		鹽酸金剛烷胺(amantadine hydrochloride)	シンメトレル
多巴胺受體興奮劑	麥角類	卡麥角林(cabergoline)	カバサール
		甲磺酸溴隱亭 (Bromocriptine Mesilate)	パーロデル
	非麥角類	普拉克索一水合物鹽酸鹽 (pramipexole hydrochloride hydrate)	ビ・シフロール
		鹽酸羅匹尼羅 (ropinirole hydrochloride)	レキップ
抗膽鹼藥物		鹽酸苯海索(trihexyphenidyl hydrochloride)	アーテン
正腎上腺素前驅物		屈昔多巴(droxidopa)	ドプス
MAO β 抑制劑		鹽酸希利治林(selegiline hydrochloride)	エフピー
COMT抑制劑		恩他卡朋(entacapone)	コムタン

3-4 風濕症的治療用藥

分　類		一般名	主要的商品名
非類固醇類消炎藥		雙氯芬酸鈉(diclofenac sodium)	ボルタレン
類固醇藥物		潑尼松龍(prednisolone)	プレドニン
免疫抑制劑	核酸合成抑制劑	硫唑嘌呤(azathioprine)	アザニン
		滅殺除癌(methotrexate)	メソトレキセート
抗風濕藥	金製劑	金硫丁二鈉(Sodium Aurothiomalate)	シオゾール
	其他	青黴胺(penicillamine)	メタルカプターゼ
		氯苯扎利二鈉(lobenzarit disodium)	カルフェニール

3-5 支氣管氣喘的治療藥物

分　類		一般名	主要的商品名
發揮消炎作用的藥物	吸入型類固醇藥物	丙酸倍氯米松 (beclometasone dipropionate)	キュバール、アルデシン
		丙酸氟替卡松(fluticasone propionate)	フルタイド
		布地奈德(budesonide)	パルミコート
	茶鹼類藥物	茶鹼(theophylline)	テオドール、スロービット
		氨茶鹼(aminophylline)	ネオフィリン
氣管擴張藥物	β興奮劑	腎上腺素(epinephrine)	ボスミン
		鹽酸甲基麻黃鹼(methylephedrine hydrochloride)	メチエフ
		硫酸奧西那(orciprenalinesulfate)	アロテック
		硫酸沙丁胺醇(salbutamol sulfate)	サルタノール
		鹽酸普魯卡地魯(procaterol hydrochloride)	メプチン
		氫溴酸非諾特羅(fenoterolhydrobromide)	ベロテック
		鹽酸克倫特羅(clenbuterol hydrochloride)	スピロペント
抗過敏作用的藥物		色甘酸鈉(sodium cromoglicate)	インタール
		曲尼司特(tranilast)	リザベン
		吡嘧司特鉀(pemirolast potassium)	アレギサール
		異丁司特(ibudilast)	ケタス
		富馬酸酮替芬(ketotifen fumarate)	ザジテン
		鹽酸氮卓斯汀(azelastine hydrochloride)	アゼプチン
		奧沙米特(oxatomide)	セルテクト
		美喹他嗪(mequitazine)	ゼスラン
		鹽酸依匹斯汀(epinastine hydrochloride)	アレジオン
		鹽酸奧扎格(ozagrelhydrochloride)	ドメナン、ベガ
		塞曲司特(seratrodast)	ブロニカ
		水合普崙司特(pranlukast hydrate)	オノン
		孟魯司特鈉(Montelukast Sodium)	キプレス
		甲磺司特(Suplatast Tosilate)	アイピーディ

3-6 抗焦慮藥和失眠藥的藥物

分　類		一般名	主要的商品名
抗焦慮藥	苯環類 短時間型	依替唑侖(etizolam) 氟他唑侖(flutazolam)	デパス コレミナール
	中間型	勞拉西泮(lorazepam) 溴西泮(bromazepam)	ワイパックス セニラン、レキソタン
	長時間型	氯氮卓(chlordiazepoxide) 奧沙唑侖(oxazolam) 美達西泮(medazepam) 地西泮(diazepam) 氯噁唑侖(cloxazolam) 氟地西泮(fludiazepam) 二鉀氯氮(clorazepate dipotassium) 美沙唑侖(mexazolam)	コントール、バランス セレナール レスミット セルシン セパゾン エリスパン メンドン メレックス
	超長時間型	普拉西泮(prazepam) 氯氟卓乙酯(ethyl loflazepate) 氟托西泮(flutoprazepam)	セダプラン メイラックス レスタス
	5HT$_{1A}$受體興奮劑	檸檬酸坦度螺酮(tandospirone citrate)	セディール
安眠藥	苯環類 超短時間型	三唑侖(triazolam)	ハルシオン
	短時間型	溴替唑侖(brotizolam) 氯甲西泮(lormetazepam) 鹽酸利馬扎封(rilmazafone Hydrochloride)	レンドルミン エバミール リスミー
	中間型	氟硝西泮(flunitrazepam) 尼美西泮(nimetazepam) 艾司唑侖(estazolam) 硝西泮(nitrazepam)	サイレース、ロヒプノール エリミン ユーロジン ベンザリン
	長時間型	氟西泮(flurazepam) 鹵沙唑侖(haloxazolam) 夸西泮(ouazepam)	ベノジール ソメリン ドラール

3-7 憂鬱症的治療藥物

分　類	一般名	主要的商品名
三環類	鹽酸丙米嗪(imipramine hydrochloride) 鹽酸氯米帕明(clomipramine hydrochloride) 馬來酸曲米帕明(trimipramine maleate) 鹽酸阿米替林(amitriptyline hydrochloride) 鹽酸去甲替林(nortriptyline hydrochloride) 鹽酸洛非帕明(lofepramine hydrochloride) 阿莫沙平(amoxapine) 鹽酸度硫平(dosulepin hydrochloride)	トフラニール アナフラニール スルモンチール トリプタノール ノリトレン アンプリット アモキサン プロチアデン
四環類	鹽酸馬普替林(maprotiline hydrochloride) 鹽酸米安色林(mianserin hydrochloride) 馬來酸司普替林(setiptiline maleate)	ルジオミール テトラミド テシプール
SSRI	馬來酸氟伏沙明(fluvoxamine maleate) 帕羅西汀一水合物鹽酸鹽(paroxetine hydrochloride hydrate)	デプロメール パキシル
SNRI	鹽酸曲唑酮(trazodone hydrochloride)	デジレル、レスリン

3-8 心律不整的治療藥物

分　類	一般名	主要的商品名
Ⅰ類 (鈉離子通道抑制劑)	丙吡胺(disopyramide) 鹽酸利度卡因(lidocainehydrochloride) 鹽酸吡西卡(pilsicainidehydrochloride)	ノルペース、リスモダン キシロカイン サンリズム
Ⅱ類 (β阻斷劑)	鹽酸普萘洛(propranololhydrochloride) 阿替洛爾(atenolol)	インデラル テノーミン
Ⅲ類 (鉀離子通道抑制劑)	鹽酸尼非卡(nifekalanthydrochloride) 鹽酸胺碘(amiodaronehydrochloride)	シンビット アンカロン
Ⅳ類 (鈣離子通道抑制劑)	鹽酸維拉帕(verapamilhydrochloride) 鹽酸地爾硫(diltiazemhydrochloride)	ワソラン ヘルベッサー
Ⅴ類 (毛地黃製劑)	地高辛(digoxin)	ジゴキシン、ジゴシン

3-9 麻醉藥

分　類	一般名	主要的商品名
麻醉藥	鹽酸嗎啡(morphine hydrochloride) 磷酸可待因(codeine phosphate)	塩酸モルヒネ、アンペック リン酸コデイン、コデイン

分 類			一般名	主要的商品名
細胞損害性抗癌藥物	烴化劑		環磷醯胺(cyclophosphamide) 美法崙(melphalan) 鹽酸尼莫司汀(nimustinehydrochloride)	エンドキサン アルケラン ニドラン
	代謝拮抗劑		滅殺除癌(methotrexate) 氟尿嘧啶(fluorouracil) 巰嘌呤(mercaptopurine)	メソトレキセート 5-FU ロイケリン
	抗生素		鹽酸阿黴素(doxorubicin hydrochloride) 鹽酸阿柔比星(aclarubicin hydrochloride) 絲裂黴素 C (mitomycin C)	アドリアシン アクラシノン マイトマイシン
	植物生物鹼	長春花生物鹼	硫酸長春新鹼(vincristine sulfa) 硫酸長春地辛(Vindesine Sulfate)	オンコビン フィルデシン
		紫杉烷類衍生物	紫杉醇(paclitaxel)	タキソール
	白金製劑		順鉑(cisplatin) 卡鉑(carboplatin) 奈達鉑(nedaplatin)	ブリプラチン、ランダ パラプラチン アクプラ
	酵素藥物		L-天門冬醯胺酶(L-Asparaginase)	ロイナーゼ
	激素藥物		檸檬酸他莫昔芬(tamoxifen citrate) 依西美坦(exemestane) 醋酸亮丙瑞林(leuprorelin acetate)	ノルバデックス アロマシン リュープリン
	拓樸異構酶抑制劑		鹽酸伊立替(irinotecanhydrochloride) 鹽酸拓撲替康(nogitecanhydrochloride) 依托泊苷(etoposide)	トポテシン、カンプト ハイカムチン ラステット
	其他		干擾素 α (interferon α) 噴司他丁(pentostatin)	スミフェロン コホリン
分子標的治療藥物			群司珠單抗(trastuzumab) 吉非替尼(gefitinib) 甲磺酸伊馬替尼(imatinib mesilate)	ハーセプチン イレッサ グリベック

索引

藥物名（一般名）

索引

藥物名（一般名）

231

十畫

十二畫

PROFILE

中原 保裕

Pharmaceutical Care Research Institute　所長
藥學博士

畢業於東京藥科大學第一藥理學實驗室。大學時代以少年棒球協會
(Little League)監督聞名,也致力於音樂活動(以作曲為主)。畢業後,
任職於製藥公司開發部門。隨後即前往美國,著手進行臨床藥理學
研究,並因身為日本首位臨床藥劑師而受到朝日新聞的大幅刊載。中
原先生曾服務於日本醫科大學多摩永山醫院,並於離職後擔任大學教
授,創立製藥管理研究所,擔任所長一職。目前每年至少進行兩百場
以上的演說,並以一年一本的步調陸續出版著作。至於高爾夫球方
面,則是每年打八十場。於1998年年中,榮獲臨床藥理研究振興財團
所頒發之學術論文獎。

中原 さとみ

Pharmaceutical Care Research Institute　主任研究員
藥劑師

畢業於昭和醫科大學所屬的物理化學研究室。大學時代在珠算班及升
學班擔任講師,並以其最擅長的數學而聞名。畢業後就職於調劑藥
局,之後在製藥管理研究所工作,擔任健康諮詢師一職,從各個層
面維護病患的身心健康。其所持有的執照有反射療法(Reflexology)、
靈性彩油系統(Aura-Soma System) 的色彩療法(Color Therapy)、心肺復
甦CPR(First Aid)等,亦有動物看護士(Animal Nurse)、進階水肺潛水
(Scuba Diving Advance)等資格。目前致力於研究色彩對身心的影響,預
定近期將發表論文。身兼家庭主婦的角色,享受畫漫畫以及與愛犬、
愛鳥共度悠閒的生活。

TITLE

圖解入門藥理學

STAFF

出版	三悅文化圖書事業有限公司
作者	中原保裕、中原さとみ
譯者	大放譯彩翻譯社

總編輯	郭湘齡
責任編輯	王瓊苹
文字編輯	闕韻哲
美術編輯	朱哲宏
排版	執筆者設計工作室
製版	明宏彩色照相製版股份有限公司
印刷	桂林彩色印刷有限公司

代理發行	瑞昇文化事業股份有限公司
地址	台北縣中和市景平路464巷2弄1-4號
電話	(02)2945-3191
傳真	(02)2945-3190
網址	www.rising-books.com.tw
e-Mail	resing@ms34.hinet.net

劃撥帳號	19598343
戶名	瑞昇文化事業股份有限公司

本版日期	2013年3月
定價	300元

國家圖書館出版品預行編目資料

圖解入門藥理學 /
中原保裕、中原さとみ作；大放譯彩翻譯社譯.
-- 初版. -- 台北縣中和市：
三悅文化圖書出版：瑞昇文化發行，2009.11
240面；14.8×21公分

ISBN 978-957-526-898-5 (平裝)

1.藥理學

418.1   98019691

ZUKAI NYUUMON REVENGE YAKURIGAKU
© YASUHIRO NAKAHARA & SATOMI NAKAHARA 2007
Originally published in Japan in 2007 by SHUWA SYSTEM CO., LTD
Chinese translation rights arranged through TOHAN CORPORATION, TOKYO.,
and HONGZU ENTERPRISE CO., LTD.